Egyensúlyi törvény: Fehérjeszegény szakácskönyv

100 ízletes étel az alacsony fehérjetartalmú életmódhoz

Attila Deák

Minden jog fenntartva.
Jogi nyilatkozat

A benne található információk célja, hogy átfogó stratégiákat gyűjtsenek össze, amelyekről az e-könyv szerzője kutatásokat végzett. Az összefoglalók, stratégiák, tippek és trükkök csak a szerző ajánlásai, és ennek az e-könyvnek az olvasása nem garantálja, hogy az eredmények pontosan tükrözik a szerző eredményeit. Az e-könyv szerzője minden ésszerű erőfeszítést megtett annak érdekében, hogy aktuális és pontos információkat nyújtson az e-könyv olvasói számára. A szerző és munkatársai nem vállalnak felelősséget az esetlegesen feltárt nem szándékos hibákért vagy kihagyásokért. Az e-könyvben található anyagok tartalmazhatnak harmadik féltől származó információkat. A harmadik felek anyagai tulajdonosaik véleményét tartalmazzák. Mint ilyen, az e-könyv szerzője nem vállal felelősséget harmadik felek anyagaiért vagy véleményéért. Akár az internet fejlődése miatt, akár a vállalati szabályzatban és a szerkesztői benyújtási irányelvekben bekövetkezett előre nem látott változások miatt, az írás idején tényként közölt idők elavultak vagy alkalmatlanok lehetnek a későbbiekben.

Az e-könyv szerzői joga © 2023, minden jog fenntartva. Tilos ennek az e-könyvnek egészben vagy részben történő újraterjesztése, másolása vagy származékos munka létrehozása. A jelentés egyetlen része sem reprodukálható vagy továbbítható semmilyen formában a szerző kifejezett és aláírt írásos engedélye nélkül.

Index általános

BEVEZETÉS 8

REGGELI 10

    1. Reggeli Tacos 10
    2. Barbecue Hash 13
    3. Olíva és fűszernövény Frittata 17
    4. Spárga Frittata 20
    5. Epres-mandulás pirítós 23
    6. Csokis palacsinta 25
    7. Csokoládé diós gofri 28
    8. Alacsony fehérjetartalmú édes palacsinta 31
    9. Banános és csokis pirítós 33
    10. Sajtos és pesto pirítós 35

NAGYON ÉS OLDALOK 37

    11. Sáfrányos rizs pisztáciával 37
    12. Balzsames sült sárgarépa 40
    13. Sült burgonya 42
    14. Sajtos squash rakott 45
    15. Chips és Guacamole 48
    16. Fűszeres Snack Mix 51
    17. Granolaszeletek és szárított cseresznye 54
    18. Gyümölcsös és diós Muffin 57
    19. Sertés és mandulás húsgombóc 60

DESSZERTEK 63

    20. Dupla sütőtök snack bárok 63
    21. Almatorta betakarítása 66
    22. Csokis-cukkinis snack torta 69
    23. Dunking süti mogyorószósszal 72

24. Csokis-mandulás makaron..............75
25. Pulykahús cipó..............78
26. Csokis áfonyás süti..............81
27. Santa Fe pulyka pizzák..............84
28. Narancssárga frappé eperrel..............87
29. Bogyós sorbet..............89
30. Sushi..............91
31. Áfonyás muffin..............94
32. Mellékes torta..............97
33. Affogato "fagylalt"..............100
34. Kávé "fagylalt"..............103
35. Kávés brownie..............106
36. Alma szeletek..............109
37. Pan haggerty..............112
38. Húsvéti tojáshab..............115
39. Lekváros keksz..............118
40. Eton Mess..............121
41. Habcsók..............123

SZENDVICSEK ÉS BURGEREK..............126

42. Gombás szendvics..............126
43. Grillezett gombás burgerek..............129
44. Olíva-krémsajtos szendvicsek..............131
45. Lazac szendvics Wasabival..............133
46. Sajtos csirkés szendvics..............136
47. Pulyka Panini avokádóval..............139
48. Grillezett sonkás szendvicsek..............142
49. Citromos Aioli tonhal burger..............144
50. Barbecue Pulled Pork..............147

.S UPSZ ÉS SALÁTÁK..............150

51. Hűtött nyári leves..150
52. Paradicsomos avokádóleves.................................153
53. Butternut squash leves..156
54. Afrikai mogyoróleves..159
55. Lencseleves...162
56. Olasz zöldek és bableves.......................................165
57. Sajtmentes marhahagyma leves............................168
58. Brokkolis-pekándió saláta......................................171
59. Tortellini tészta saláta..173
60. Árpa és bab saláta..176
61. Spenót saláta avokádóval......................................179
62. Francia lencse saláta..181
63. Tojás salátatál..185
64. Klasszikus görög garnélarák saláta.......................188
65. Ünnepi pulykasaláta...191
66. Currys árpa és garnélarák saláta..........................194
67. Penne à la Norma...197
68. Gazpacho..200
69. Párolt vörös káposzta..202
70. Francia hagymaleves..205

BAROMFI..208

71. Csirke avokádó-narancs salsával..........................208
72. Csirke- és zöldségsauttel.......................................211
73. Narancssárga csirke és brokkoli............................214
74. Szecsuáni csirke és rizs..217
75. Csirke körtével és dióval..220
76. Mexikói csirke tökmaggal......................................223
77. Sült citromos csirke..226
78. Parmezános csirke..229
79. Töltött csirke rolád...231

80. Zesty Turkey Chili 234

HALAK ÉS TENGER GYÜMÖLCSEI 237

81. Lazac hóborsóval 237
82. Cukkinis töltött talp 240
83. Sült lepényhal articsókával 243
84. Sült tőkehal édesköményével 246
85. Párolt tilápia pestoval 249
86. Fokhagymás garnélarák 252
87. Jamaicai stílusú fésűkagyló 255
88. Lemon Linguine fésűkagylóval 258

VEGETÁRIÁNUS 262

89. Tofu Stir-Fry 262
90. Kókuszos currys tofu 265
91. Lencse és karfiol curry 268
92. Vegetáriánus Picadillo kesudióval 271
93. Soba tészta mogyorószósszal 274
94. Fusilli gombával és mángollal 277
95. Mexikói stílusú töltött paprika 280
96. Gnocchi rakott 283

ESZIK 286

97. Mignon filézés mustárral 286
98. Görög padlizsán rakott 289
99. Ötfűszeres pekándió sertéshús 292
100. Grillezett sertésszelet naranccsal 295

KÖVETKEZTETÉS 298

BEVEZETÉS

Üdvözöljük a "Egyensúlyi törvény:Fehérjeszegény szakácskönyv" című könyvben. Az étrendi korlátozások terén megértjük, milyen kihívásokat jelent az alacsony fehérjetartalmú életmód fenntartása, miközben továbbra is ízletes, kielégítő ételeket fogyasztunk. Ez a szakácskönyv az Ön útitársa egy kulináris utazáson, amely bebizonyítja, hogy nem kell feláldoznia az ízét az egészségért.

Függetlenül attól, hogy egészségügyi okok, személyes döntések vagy speciális étrendi követelmények miatt alacsony fehérjetartalmú étrendet követ, receptgyűjteményünket úgy alakítottuk ki, hogy segítsen élvezni a kiegyensúlyozott, tápláló és ízletes életet. Hiszünk abban, hogy a jó étkezés soha nem jelenthet kompromisszumot az ízben vagy a változatosságban. Ezeken az oldalakon olyan kreatív receptek tárházát kínáljuk Önnek, amelyek minimalizálják a fehérjetartalmat anélkül, hogy az étkezési élményt veszélyeztetnék.

Receptjeink felölelik a gyümölcsök, zöldségek, gabonafélék és növényi alapú összetevők vibráló világát, bizonyítva, hogy az alacsony fehérjetartalmú étrend gazdag lehet színekben, állagokban és mindenekelőtt ízben. A reggelitől a vacsoráig, a harapnivalóktól a különleges alkalmakig olyan ötleteket és ételeket kínálunk, amelyek nem csak táplálóak, hanem élvezetesek is.

REGGELI

1. Reggeli Tacos

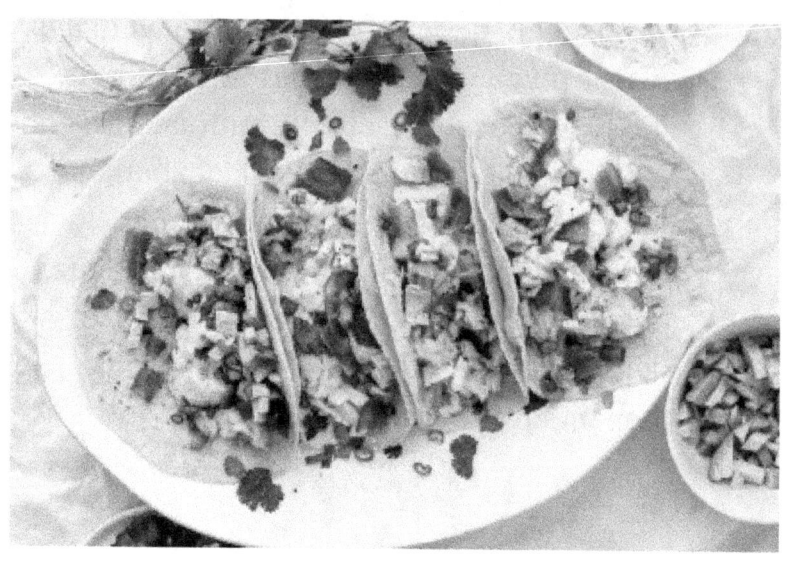

ÖSSZETEVŐK

- 1 teáskanál őrölt kömény
- 1 (15 uncia) doboz só nélküli rózsaszín bab
- 4 mogyoróhagyma, szeletelve
- 1 kis piros kaliforniai paprika vékony csíkokra vágva
- $\frac{1}{2}$ csésze csökkentett nátriumtartalmú csirkeleves
- 2 gerezd fokhagyma, felaprítva
- 4 tojás
- 4 evőkanál zsírmentes joghurt
- 4 evőkanál salsa
- 8 (6 hüvelykes) kukorica tortilla, pirítva

a) Melegíts fel egy 10 hüvelykes tapadásmentes serpenyőt közepesen magas lángon. Adjuk hozzá a köményt, és időnként megkeverve főzzük körülbelül 30 másodpercig, vagy amíg illatos lesz. Adjuk hozzá a babot, a mogyoróhagymát, a kaliforniai paprikát, a húslevest és a fokhagymát. Forraljuk fel, majd csökkentsük a hőt, hogy a keverék felforrjon. 8 percig főzzük.

b) A kanál hátuljával készítsen négy mélyedést a babon. minden tojást egy pudingpohárba törünk, és mindegyik mélyedésbe öntjük. Fedjük le és főzzük körülbelül 8 percig.

c) Egy tányérra kanalazzuk a tojásos babkeverék minden részét. Szórjuk meg az olajbogyót a bab köré és köré. Minden adag tetejére tegyünk 1 evőkanál joghurtot és 1 evőkanál salsát.

2. Barbecue Hash

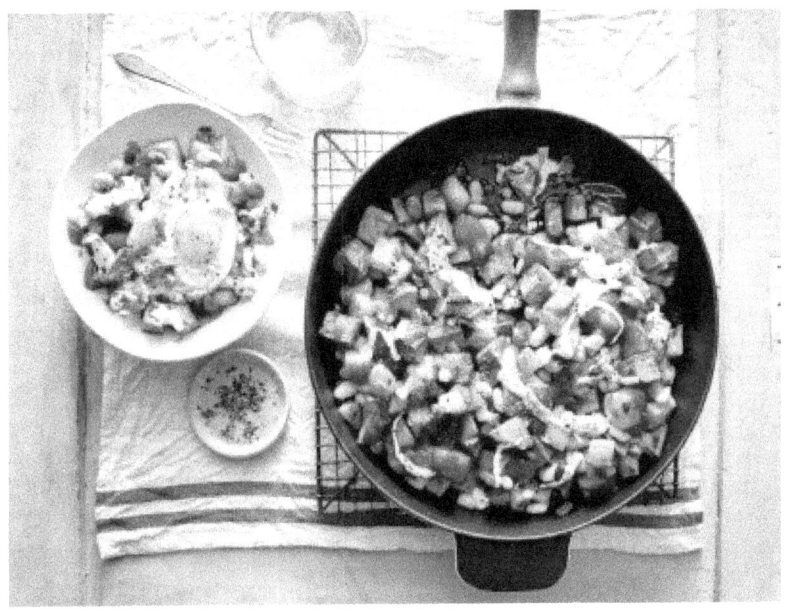

ÖSSZETEVŐK

- 3 édesburgonya, meghámozva és apróra vágva
- 1 (8 uncia) csomag tempeh, apróra vágva
- 1 hagyma, finomra vágva
- 1 piros kaliforniai paprika, apróra vágva
- 1 evőkanál bolti barbecue szósz
- 1 teáskanál Cajun fűszer
- $\frac{1}{4}$ csésze apróra vágott friss petrezselyem
- 4 tojás csípős-paprika szósz (elhagyható)

a) Melegítsünk fel 3 evőkanál olajat egy nagy, tapadásmentes serpenyőben közepesen magas lángon. Adjuk hozzá az édesburgonyát és a tempeh-et, és időnként megkeverve főzzük 5 percig, vagy amíg a keverék el nem kezd barnulni. Csökkentse a hőt közepesre.

b) Adjuk hozzá a hagymát és a kaliforniai paprikát, és főzzük tovább 12 percig, a főzési idő végén gyakrabban kevergetve, amíg a tempeh megpirul és a burgonya megpuhul.

c) Adjuk hozzá a barbecue szószt, a Cajun fűszert és a petrezselymet. Keverjük össze, majd osszuk el 4 tányérra.

d) Törölje ki a serpenyőt papírtörlővel. Csökkentse a hőt közepes-alacsonyra, és adjuk hozzá a maradék 1 evőkanál olajat. A tojásokat felütjük a serpenyőbe, és a kívánt készre főzzük.

e) Csúsztasson egy tojást a hash minden részének tetejére, és azonnal tálalja. Ha szükséges, csípős-borsos szószt adjon az asztalhoz.

3. Olíva és fűszernövény Frittata

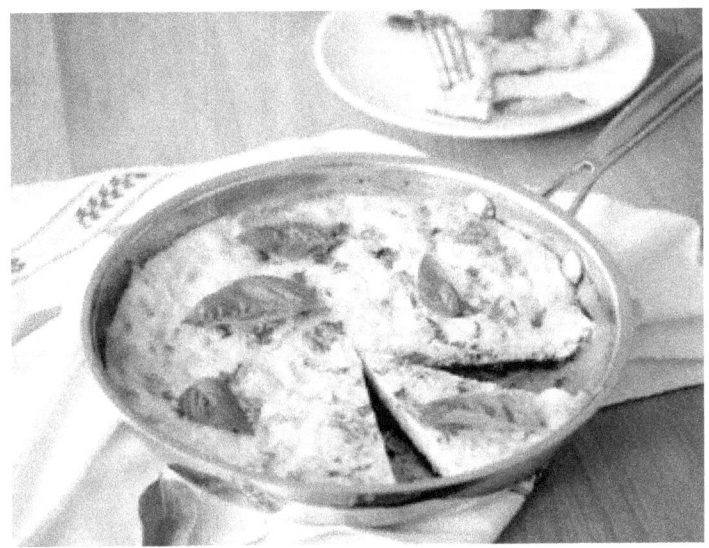

ÖSSZETEVŐK

- 1 teáskanál olívaolaj, lehetőleg extra szűz
- 3/4 csésze apróra vágott piros kaliforniai paprika
- 3/4 csésze apróra vágott zöld kaliforniai paprika
- 3/4 csésze (3 uncia) aprított csökkentett zsírtartalmú Monterey Jack sajt
- 2 evőkanál apróra vágott friss bazsalikom
- 5 tojás + 2 tojásfehérje, enyhén felverve
- ¼ teáskanál só Őrölt fekete bors

a) Melegítse elő a sütőt 375 °F-ra. Kenjünk be egy 9 hüvelykes tűzálló serpenyőt növényi olajspray-vel. Közepes-magas lángra tesszük. Adjuk hozzá az olajat. 30 másodpercig melegítjük. Adjuk hozzá a kaliforniai paprikát. Főzzük, időnként megkeverve, körülbelül 5 percig, vagy amíg éppen puha nem lesz. A serpenyőbe szórjuk a sajtot és a bazsalikomot. Adjuk hozzá a tojást, a tojásfehérjét, az olajbogyót, a sót és a borsot.

b) Süssük körülbelül 30 percig, vagy amíg a tojások megpuhulnak. Könnyű állványon, hogy kissé lehűljön. Vágjuk szeletekre.

4. Spárga Frittata

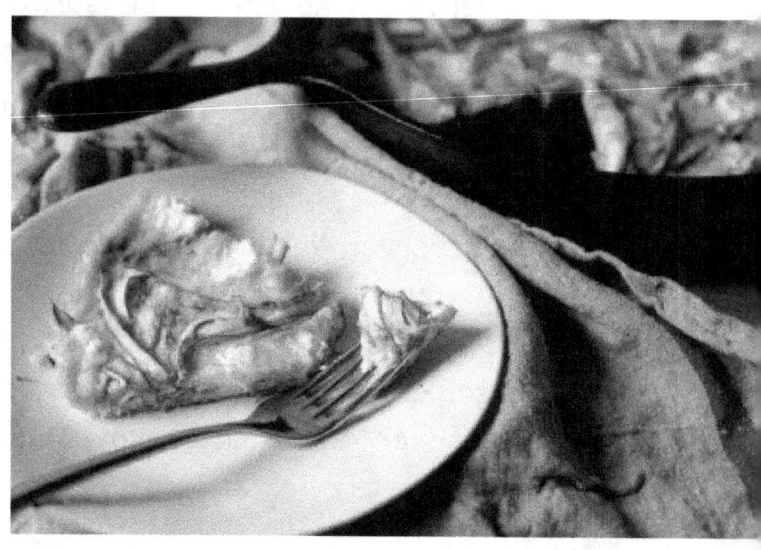

ÖSSZETEVŐK

- ½ font spárga, 1 hüvelykes darabokra vágva
- ¼ hagyma, apróra vágva
- 4 tojás
- 2 tojásfehérje
- 2 evőkanál hideg víz
- 2 teáskanál frissen reszelt narancshéj
- ¼ teáskanál só Frissen őrölt fekete bors

a) Melegítse elő a sütőt 350 °F-ra. Melegítsen egy 10 hüvelykes, tapadásmentes, sütőálló serpenyőt közepes lángon 1 percig. Adjuk hozzá az olajat és melegítsük 30 másodpercig. Adjuk hozzá a spárgát és a hagymát. Főzzük keverés közben körülbelül 2 percig, vagy amíg a spárga élénkzöld nem lesz.

b) Közben habosra verjük a tojást, a fehérjét, a vizet, a narancshéjat és a sót. Öntsük a serpenyőbe, és főzzük 2 percig, vagy amíg el nem kezd az alján megkötni. Szilikon spatulával emelje fel a beállított széleket, és hagyja, hogy a főtt keverék átfolyjon alatta. Jól fűszerezzük a borssal.

c) Tegyük be a sütőbe és süssük 6 percig. A spatulával emelje meg a tojáskeverék szélét, és billentse meg a serpenyőt, hogy a főtt tojás és az olaj befolyjon alatta. Körülbelül 6 percig sütjük tovább, vagy amíg felfúvódott és aranybarna nem lesz.

5. Epres-mandulás pirítós

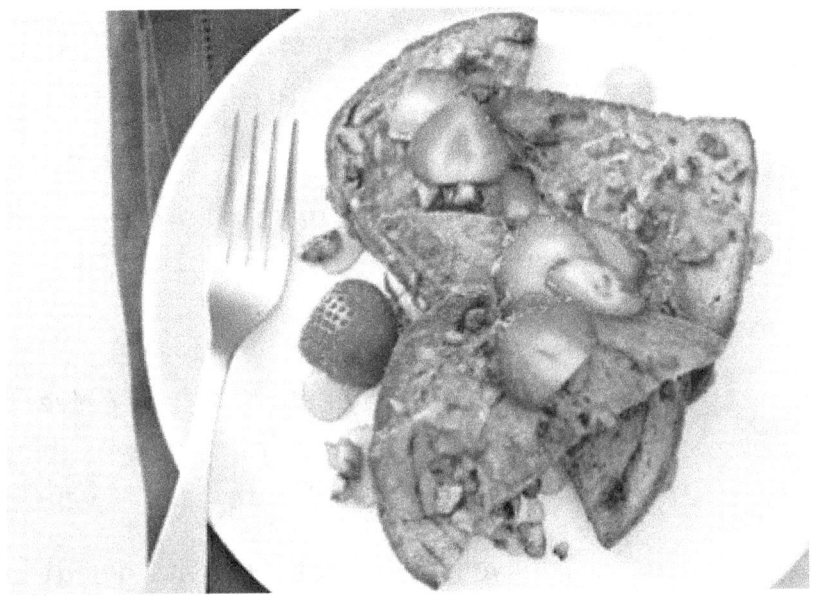

ÖSSZETEVŐK

- 1 tojás
- ¼ csésze zsírmentes tej
- ¼ teáskanál őrölt fahéj
- 1 szelet teljes kiőrlésű kenyér
- 1 teáskanál transz-mentes margarin
- ½ csésze szeletelt eper

a) A tojást egy sekély tálban felverjük a tejjel és a fahéjjal. A kenyér mindkét oldalát mártsuk a tojásos keverékbe.

b) Olvasszuk fel a margarint egy tapadásmentes serpenyőben közepes lángon. Süssük a kenyeret oldalanként körülbelül 2-3 percig, vagy amíg aranybarna nem lesz. Átlósan félbevágjuk. A felét tányérra tesszük. A tetejére szórjuk az eper és a mandula felét.

c) Befedjük a pirítós másik felével és a maradék eperrel és mandulával.

6. Csokis palacsinta

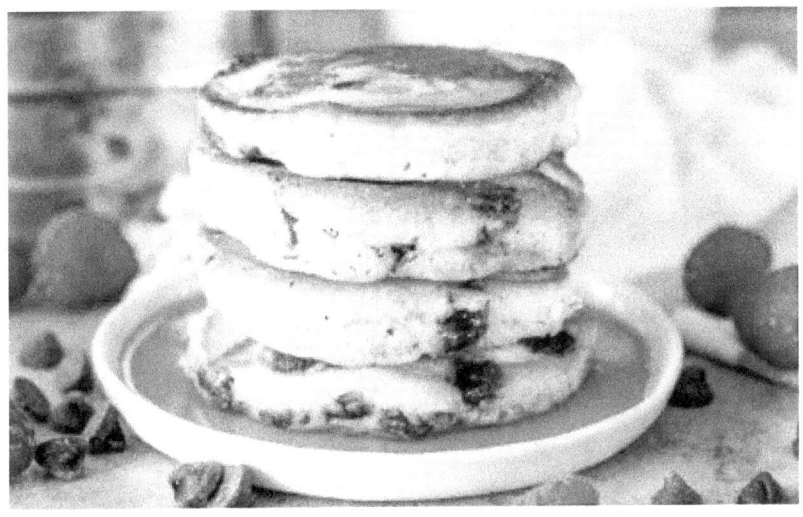

ÖSSZETEVŐK

- 2/3 csésze teljes kiőrlésű liszt
- 2/3 csésze fehérítetlen univerzális liszt
- 1/3 csésze kukoricadara
- 1 evőkanál sütőpor
- ½ teáskanál szódabikarbóna
- 2 csésze zsírmentes vaníliás joghurt
- 3/4 csésze zsírmentes tojáspótló
- 2 evőkanál repceolaj
- 3/4 csésze tejmentes felvert feltét

a) A liszteket, a kukoricalisztet, a sütőport és a szódabikarbónát egy nagy tálban összedolgozzuk. Keverje hozzá a joghurtot, a tojáspótlót, a csokireszeléket és az olajat.

b) Kenjünk be egy nagy tapadásmentes serpenyőt főzőpermettel, és melegítsük közepes lángon.

c) Minden palacsintához tegyünk 2 evőkanál tésztát a serpenyőbe. Süssük a palacsintát 2 percig, vagy amíg buborékok jelennek meg a felületén és a szélei meg nem kötődnek. Fordítsa meg és süsse enyhén barnára, körülbelül 2 perccel tovább. Ismételje meg a maradék tésztával.

d) Mindegyik palacsintát 1 teáskanál felvert öntettel kenjük meg.

7. Csokoládé diós gofri

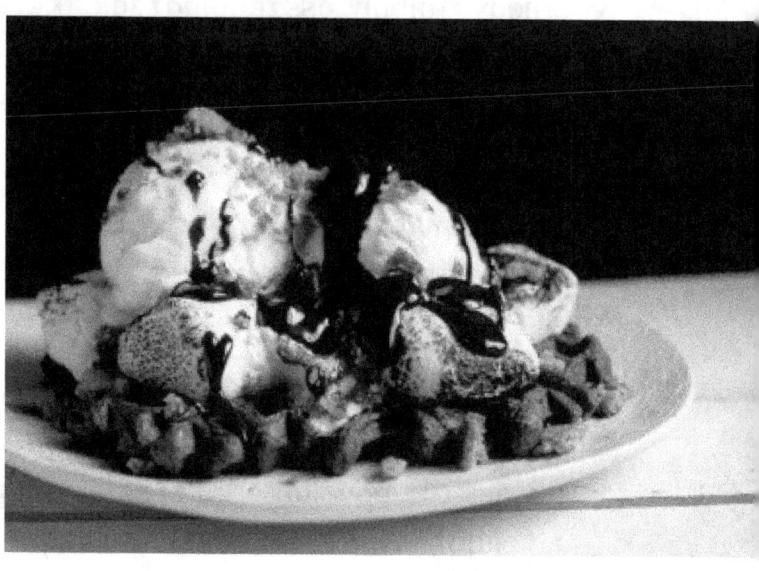

ÖSSZETEVŐK

- 1½ csésze teljes kiőrlésű tésztaliszt
- ½ csésze cukrozatlan kakaópor
- 2 teáskanál sütőpor
- ¼ teáskanál szódabikarbóna
- 1 csésze 1%-os tej
- ½ csésze csomagolt barna cukor
- 2 teáskanál eszpresszópor
- 3 evőkanál könnyű olívaolaj
- 3 tojás fehérje
- 1/8 teáskanál só
- 3 evőkanál juharszirup

a) Egy nagy tálban keverjük össze a lisztet, a kakaóport, a sütőport és a szódabikarbónát. A lisztkeverék közepébe mélyedést készítünk, és hozzáadjuk a tejet, a cukrot, az eszpresszóport és az olajat. Keverjük össze a hozzávalókat, amíg el nem keveredik.

b) Melegítsen elő egy gofrisütőt 4 percig, vagy a gyártó utasításai szerint. A fehérjéket 3 adagban a csokoládémasszába forgatjuk, addig hajtogatva, amíg a keverék össze nem áll.

c) Közvetlenül használat előtt vonja be a felmelegített gofrirácsokat főzőpermettel. Adjunk hozzá annyi tésztát, hogy majdnem ellepje a gofrirácsokat (2/3 csésze), és főzzük 3-4 percig.

8. Alacsony fehérjetartalmú édes palacsinta

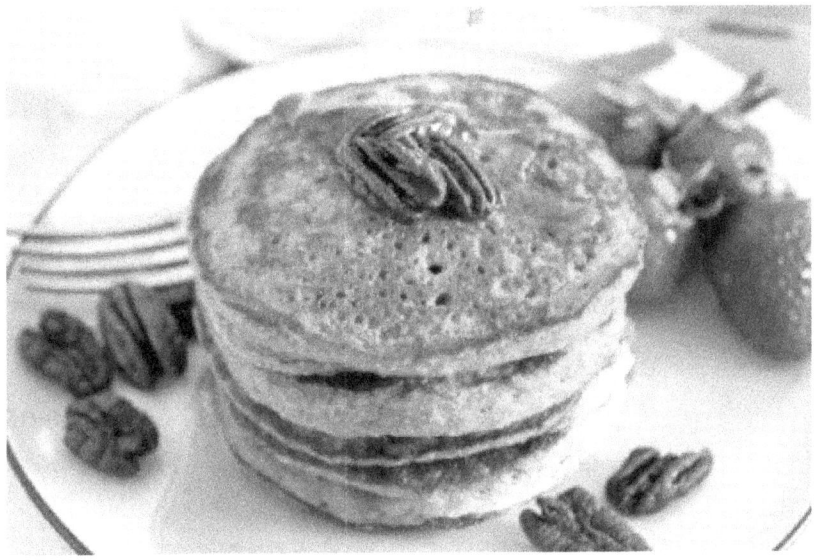

ÖSSZETEVŐK

- 1 édes burgonya
- 2 tk Olaj
- ¼ teáskanál Só
- ¼ teáskanál bors
- ½ tk vegyes fűszernövények

a) Melegítsük elő a sütőt 200 °C-ra/légkeveréses 180 °C/6-os gázjelzés.

b) Az édesburgonyát szeletekre vágjuk.

c) Egy tálban dobd össze a szeleteket a többi hozzávalóval.

d) Tepsiben süsd 15-20 percig, vagy amíg aranybarna nem lesz.

9. Banános és csokis pirítós

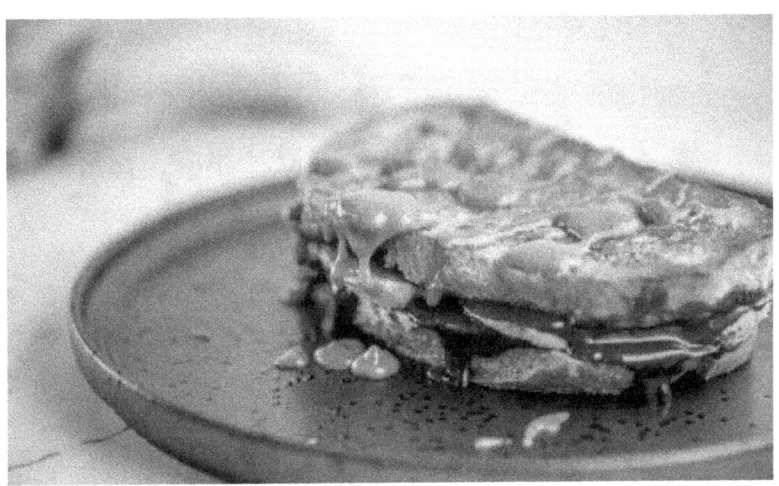

ÖSSZETEVŐK

- 1 banán, pépesítve
- ½ x 25 g Vitabite szelet, szeletelve
- 2 x szelet alacsony fehérjetartalmú kenyér, 1 cm vastagságúra vágva

a) Melegítse elő a pirítóssütőt vagy a paniniprést a gyártó utasításai szerint.

b) Adja hozzá a banánt a kenyérhez, és tegye rá a Vitabite-ot.

c) Tegye rá a második szelet kenyeret, és tegye a pirítóssütőbe vagy a panini nyomóba.

d) 2 percig vagy aranybarnára pirítjuk.

10. Sajtos és pesto pirítós

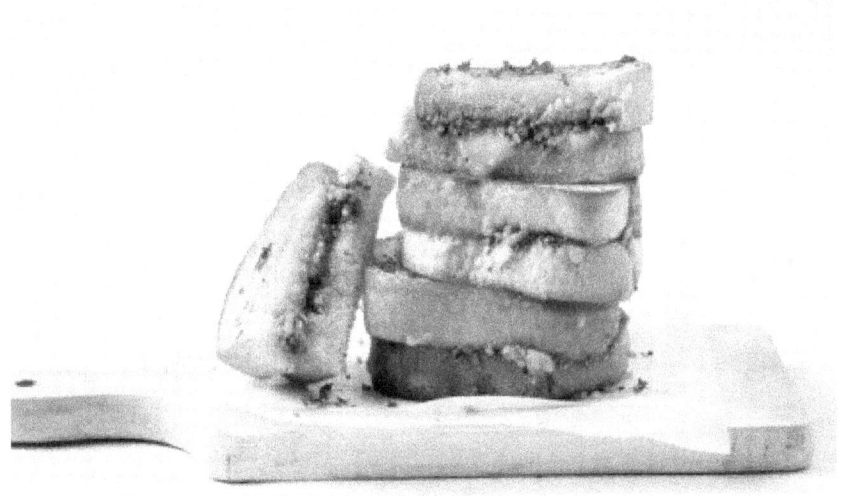

ÖSSZETEVŐK

- 50g Violife eredeti, reszelt
- 1 evőkanál alacsony fehérjetartalmú pesto
- 2 x szelet alacsony fehérjetartalmú kenyér, 1 cm vastagságúra vágva

a) Melegítse elő a pirítóssütőt vagy a paniniprést a gyártó utasításai szerint .

b) Adjuk hozzá a Violife-ot 1 szelet kenyérhez, és öntsük rá a pestót.

c) Tegye rá a második szelet kenyeret, és tegye a pirítóssütőbe vagy a panini nyomóba.

d) 2 percig vagy aranybarnára pirítjuk

NAGYON ÉS OLDALOK

11. Sáfrányos rizs pisztáciával

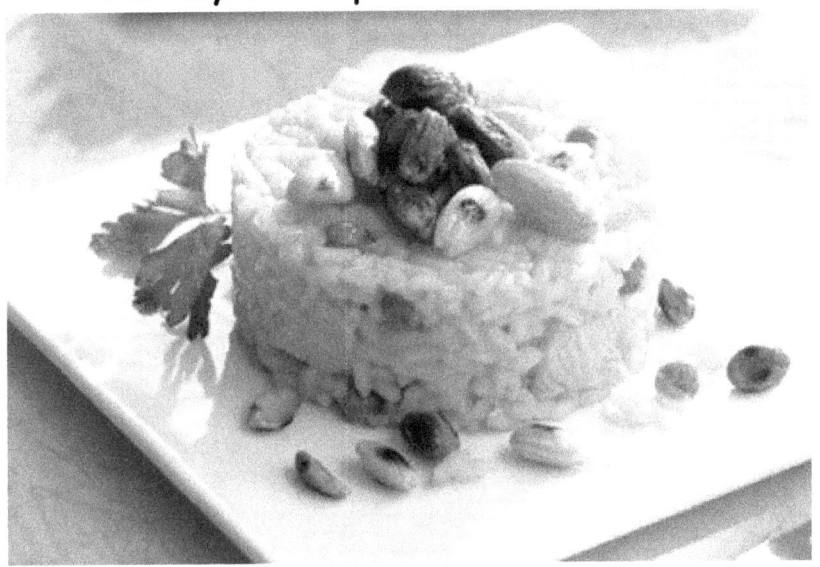

ÖSSZETEVŐK

- $\frac{1}{2}$ teáskanál sáfrányszál
- 1 evőkanál + $2\frac{1}{4}$ csésze víz
- 1 teáskanál olívaolaj
- $\frac{1}{2}$ teáskanál só
- $1\frac{1}{2}$ csésze instant barna rizs

a) Áztassa a sáfrányt 1 evőkanál vízben egy kis tálban 20 percig. Használja a kanál hátát a szálak pépesítéséhez.

b) Pirítsuk meg a pisztáciát egy nagy, tapadásmentes serpenyőben közepes lángon, gyakran kevergetve 3-4 percig, vagy amíg enyhén barnák és illatosak nem lesznek. Tányérra borítjuk és hagyjuk kihűlni.

c) Forraljuk fel az olajat, a sót és a maradék $2\frac{1}{4}$ csésze vizet közepesen magas lángon. Csökkentse a hőt alacsonyra, adjuk hozzá a rizst és a sáfrányos keveréket, és lefedve főzzük 5 percig. Kapcsolja le a hőt, és hagyja állni a rizst 5 percig.

d) A rizst villával felforgatjuk, és belekeverjük a pisztáciát.

12. Balzsames sült sárgarépa

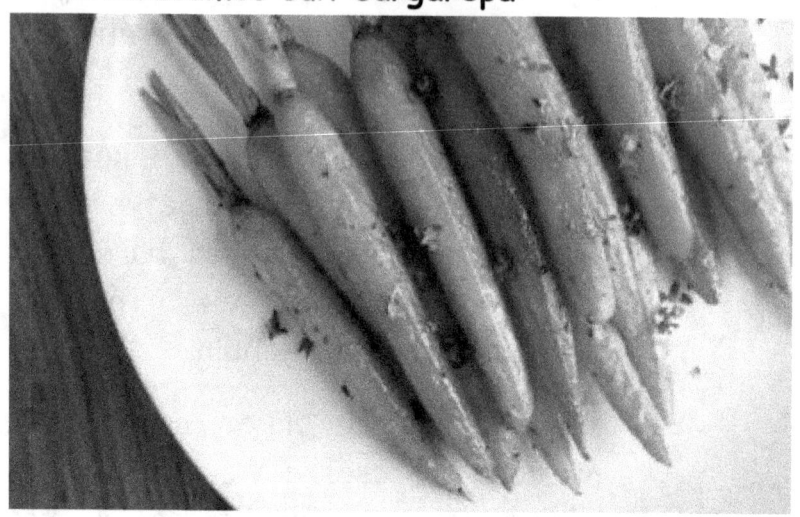

ÖSSZETEVŐK

- 8 közepes sárgarépa, hosszában negyedelve
- 1 evőkanál balzsamecet
- ½ teáskanál só
- ¼ teáskanál frissen őrölt fekete bors

a) Melegítse elő a sütőt 450°F-ra.

b) Keverje össze a sárgarépát, 1 evőkanál olajat, ecetet, sót és borsot egy serpenyőben.

c) Dobj fel két kabátot. 20-25 percig sütjük, időnként megforgatva, amíg enyhén karamellizálódik és puha, de még mindig szilárd lesz.

d) Meglocsoljuk a maradék evőkanál olajjal.

13. Sült burgonya

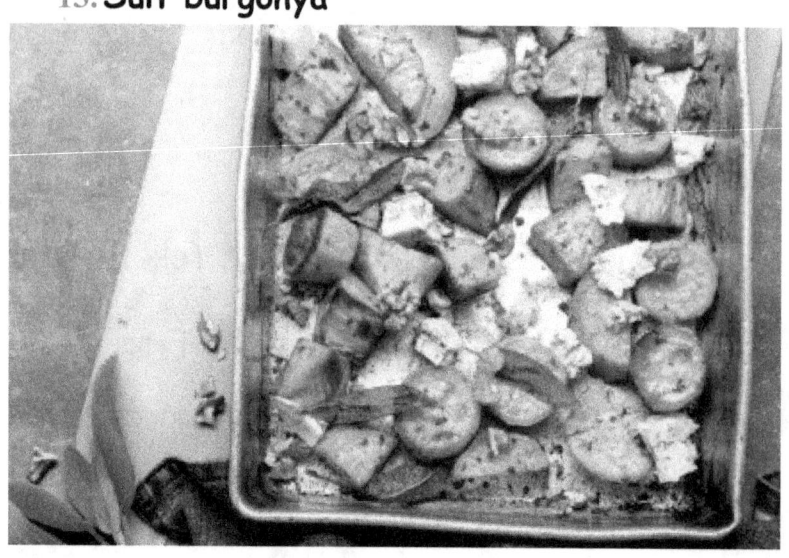

ÖSSZETEVŐK

- 1 kiló vékony héjú bababurgonya, félbevágva
- 1½ teáskanál olívaolaj
- ¼ teáskanál frissen őrölt fekete bors
- 1/8 teáskanál só
- 2 uncia morzsolt kéksajt
- 2 medvehagyma, vékonyra szeletelve

a) Melegítse elő a sütőt 425 °F-ra. Egy 9" x 9"-es tepsit vonjunk be főzőpermettel, vagy béleljünk ki sütőpapírral. Helyezze a burgonyát az elkészített edénybe, és forgassa meg az olajjal, borssal és sóval. Vágott oldalával lefelé fordítsuk a serpenyőben. Süssük 30-35 percig, vagy amíg nagyon puha és enyhén aranyszínű az alsó oldal.

b) Közben tedd a diót egy kis tepsibe vagy tűzálló serpenyőbe, és tedd a sütőbe 6-8 percre pirítani. Tedd egy tálba és hagyd kihűlni. Adjuk hozzá a kéksajtot és a mogyoróhagymát, és morzsoljuk össze az ujjainkkal.

c) Ha elkészült a burgonya, fordítsuk meg és szórjuk meg egyenletesen a diós keverékkel. 5 percig sütjük tovább, vagy amíg a sajt megolvad.

14. Sajtos squash rakott

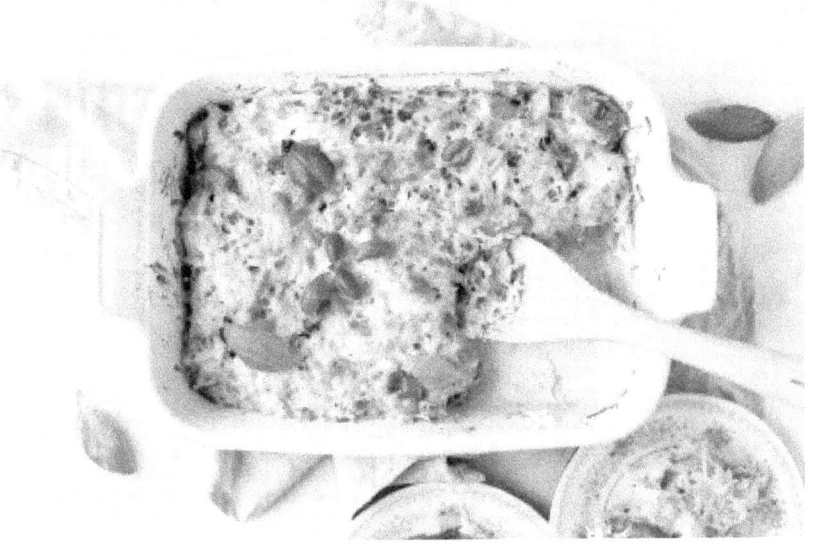

ÖSSZETEVŐK

- 1 spagettitök, félbevágva és kimagozva
- 2 evőkanál olívaolaj
- 1 kisebb hagyma, apróra vágva
- 2 gerezd fokhagyma, apróra vágva
- 1 evőkanál apróra vágott friss bazsalikom, vagy 1 teáskanál szárított
- 2 szilvás paradicsom apróra vágva
- 1 csésze 1%-os túró
- ½ csésze reszelt, zsírszegény mozzarella sajt
- ¼ csésze apróra vágott friss petrezselyem
- ¼ teáskanál só
- ¼ csésze reszelve
- parmezán sajt
- 3 evőkanál teljes kiőrlésű zsemlemorzsa

a) Helyezze a tököt vágott oldalával lefelé az előkészített tepsire. 30 percig sütjük, vagy amíg megpuhul. Villával egy nagy tálba kaparjuk a tök szálakat.

b) Közben egy közepes serpenyőben közepes lángon felhevítjük az olajat. Adjuk hozzá a hagymát, a fokhagymát és a bazsalikomot, és főzzük 4 percig. Adjuk hozzá a paradicsomot és főzzük 3 percig.

c) Adjuk hozzá a túrót, a mozzarellát, a petrezselymet, a sót és a paradicsomos keveréket a tökfőzelékkel együtt. Dobj fel két kabátot. Az előkészített tepsibe tesszük. A tetejére szórjuk a fenyőmagot, a parmezánt és a zsemlemorzsát.

d) Süssük 30 percig, vagy amíg forró és buborékos nem lesz.

15. Chips és Guacamole

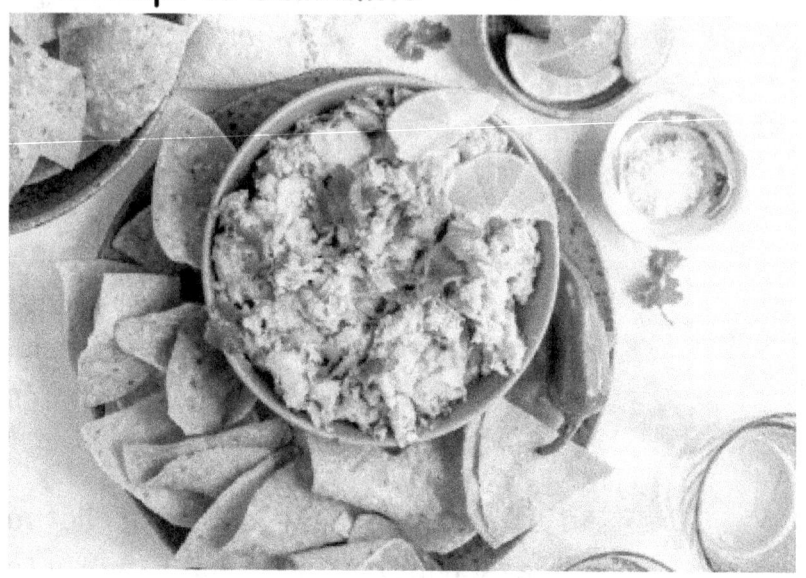

ÖSSZETEVŐK

- 1 nagy paradicsom, apróra vágva
- ¼ fehér hagyma, kockára vágva
- ¼ csésze apróra vágott friss koriander
- ¼ csésze frissen facsart limelé
- 1 friss jalapeño chili paprika, darálva
- ¼ teáskanál só
- ½ teáskanál zöld vagy vörös csípős szósz, például Tabasco
- 8 teljes kiőrlésű tortilla (8 hüvelyk átmérőjű) Növényi olaj spray Chili por

a) Helyezze az avokádót, a paradicsomot, a hagymát, a koriandert, a lime levét, a borsot, a sót és a forró szószt (ha használ) egy közepes tálba. Addig keverjük, amíg össze nem áll.

b) Melegítse elő a sütőt 350 °F-ra. A tortillákat egy munkafelületre terítjük. Enyhén kenje be növényi olajspray-vel. Enyhén megszórjuk chiliporral. Fordítsa meg a tortillákat, és ismételje meg a spray-vel és a chiliporral.

c) Helyezze a tortillákat egy kötegbe. Fogazott késsel vágja a köteget 8 egyenlő szeletre. A háromszögeket kiterítjük egy tepsibe vagy tepsibe úgy, hogy ne érjenek egymáshoz. Körülbelül 10 percig sütjük, vagy amíg ropogós nem lesz és elkezd puffadni.

16. Fűszeres Snack Mix

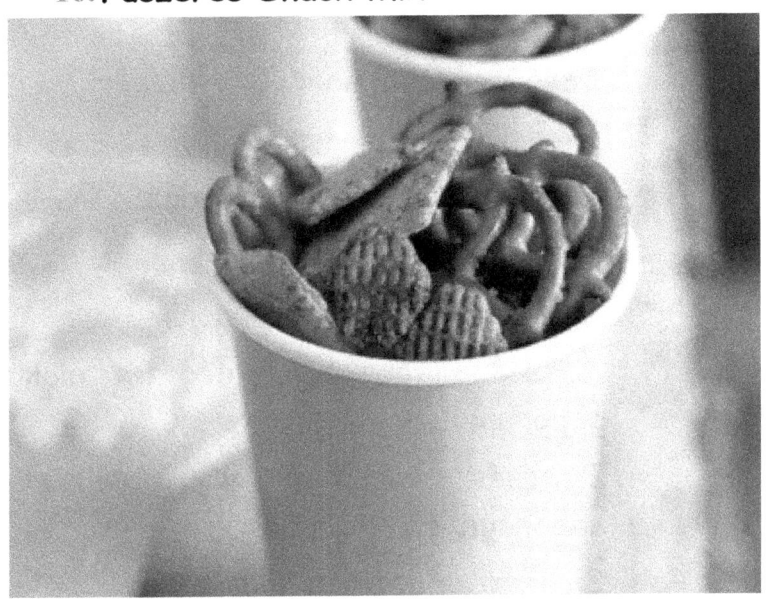

ÖSSZETEVŐK

- ½ csésze repceolaj
- 1 evőkanál chili por
- 1 teáskanál őrölt kömény
- 1 teáskanál szárított oregánó
- ½ teáskanál só
- ¼ teáskanál őrölt pirospaprika
- 3 csésze többszemű négyzet alakú gabonapehely
- 2 csésze zab vagy többszemű gabonapehely
- 2 csésze többszemű perec rúd

a) Keverje össze az olajat, a chiliport, a köményt, az oregánót, a sót és a borsot egy kis mérőedényben.

b) Keverje össze a gabonakockákat, a napraforgómagot, a zabpelyhet és a perecet egy $3\frac{1}{2}$-5 literes lassú tűzhelyen. Meglocsoljuk az olajkeverékkel, átforgatjuk, hogy jól bevonja. Fedjük le és főzzük alacsony fokozaton 2-3 órán át, a főzési idő alatt kétszer keverjük meg. Ügyeljen arra, hogy 2 óra elteltével ellenőrizze a keveréket, mivel a lassú főzési idő változhat.

c) A főzés utolsó fél órájában vegye le a fedőt, hogy a keverék megszáradjon.

17. Granolaszeletek és szárított cseresznye

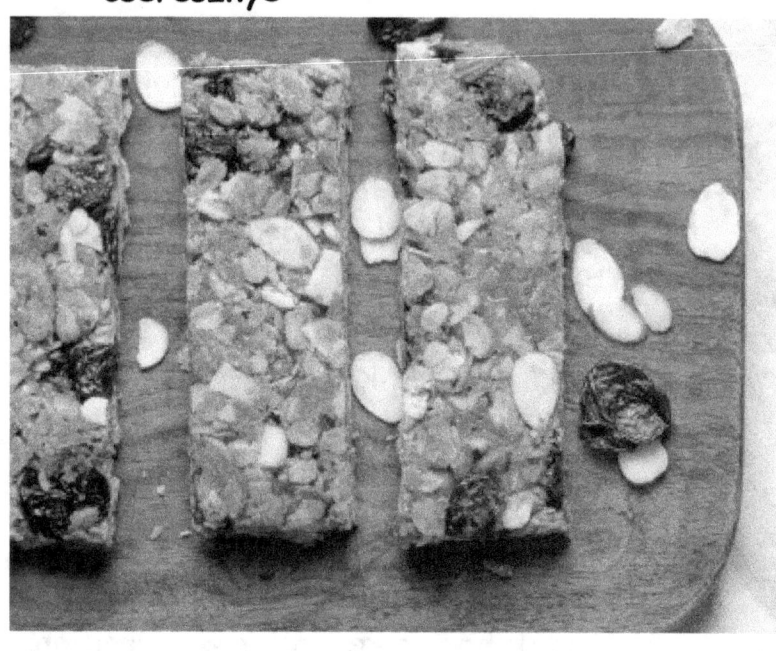

ÖSSZETEVŐK

- 1½ csésze száraz sima zab
- 1 evőkanál univerzális liszt
- 2/3 csésze apróra vágott szárított, cukrozatlan cseresznye
- 2 tojás
- 1 csésze csomagolt világos barna cukor
- 1 evőkanál repceolaj
- 1 teáskanál őrölt fahéj
- ¼ teáskanál só
- 1 teáskanál vanília kivonat

a) Helyezzen 1 csésze kesudiót és ½ csésze zabot egy nagy, oldalsó tepsire. 10 percig sütjük, vagy amíg meg nem pirul, egyszer megkeverve. Félretesz, mellőz.

b) Helyezze a lisztet és a maradék 1 csésze zabot és ½ csésze kesudiót egy fém pengével ellátott konyhai robotgépbe. Simára dolgozzuk. Tegye át egy közepes tálba, és keverje össze a cseresznyével és a fenntartott kesudióval és a zabbal.

c) A tojásokat, a barna cukrot, az olajat, a fahéjat, a sót és a vaníliát egy nagy tálban habosra keverjük. Keverje hozzá a zab-kesudió keveréket, amíg jól el nem keveredik. Az előkészített tepsibe terítjük.

d) Süssük 30 percig, vagy amíg aranybarna nem lesz.

18. Gyümölcsös és diós Muffin

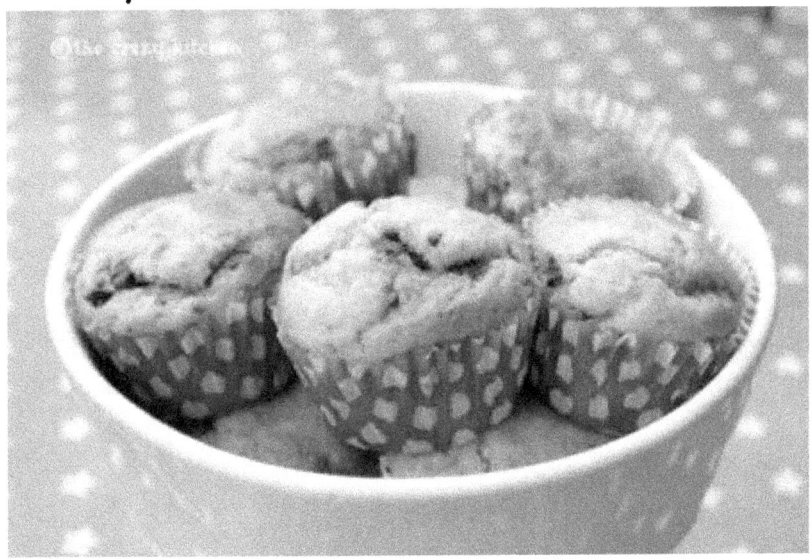

ÖSSZETEVŐK

- 1 3/4 csésze teljes kiőrlésű tészta liszt
- 1½ teáskanál sütőpor
- 1½ teáskanál őrölt fahéj
- ½ teáskanál szódabikarbóna
- ¼ teáskanál só
- 1 csésze zsírmentes vaníliás joghurt
- ½ csésze barna cukor
- 1 tojás
- 2 evőkanál repceolaj
- 1 teáskanál vanília kivonat
- ½ csésze zúzott ananász lében, lecsepegtetve
- 1/3 csésze ribizli vagy mazsola
- ¼ csésze reszelt sárgarépa

a) Melegítsük elő a sütőt 400°F-ra.

b) Egy nagy tálban keverjük össze a lisztet, a sütőport, a fahéjat, a szódabikarbónát és a sót. Egy közepes tálban keverjük össze a joghurtot, a barna cukrot, a tojást, az olajat és a vaníliát. Keverje hozzá a joghurtos keveréket a lisztes keverékhez, amíg el nem keveredik. (A csomók rendben vannak.) Hajtsa bele a pekándiót, az ananászt, a ribizlit vagy a mazsolát és a sárgarépát.

c) Osszuk el egyenletesen a tésztát 12 főzőspray-vel bevont muffin csészében.

d) 20 percig sütjük, vagy amíg a muffin közepébe szúrt fogpiszkáló tisztán ki nem jön.

19. Sertés és mandulás húsgombóc

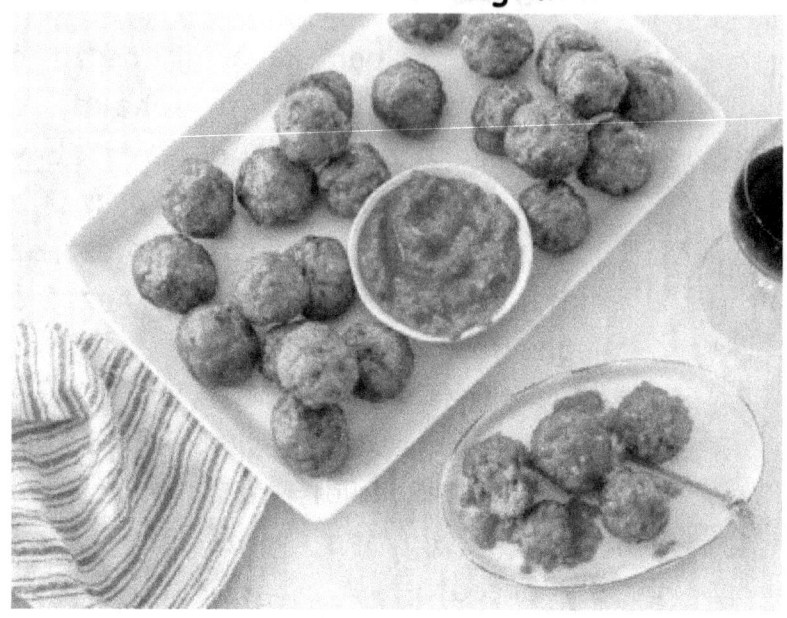

ÖSSZETEVŐK

- 1 kiló sertés szűzpecsenye, megtisztítva és kis kockákra vágva
- 1½ teáskanál morzsolt szárított zsálya
- 2 gerezd fokhagyma, felaprítva
- 2 teáskanál vörösborecet
- ¼ teáskanál só
- ¼ teáskanál frissen őrölt fekete bors
Olívaolaj fröccsben

a) Melegítse elő a sütőt 375 °F-ra. Egy nagy tepsit bevonunk főzőpermettel. Félretesz, mellőz.

b) A mandulát egy fém pengével ellátott konyhai robotgép edényébe durvára vágjuk. Adjuk hozzá a sertéshúst, a zsályát, a fokhagymát, az ecetet, a sót és a borsot. Impulzus, amíg egyenletesen csiszolódik.

c) Osszuk a keveréket 12 egyenlő részre, és forgassuk húsgombócokká. Rendezzük az előkészített tepsire. Enyhén meglocsoljuk az olajjal.

d) Süssük körülbelül 25 percig, vagy amíg meg nem fő.

DESSZERTEK

20. Dupla sütőtök snack bárok

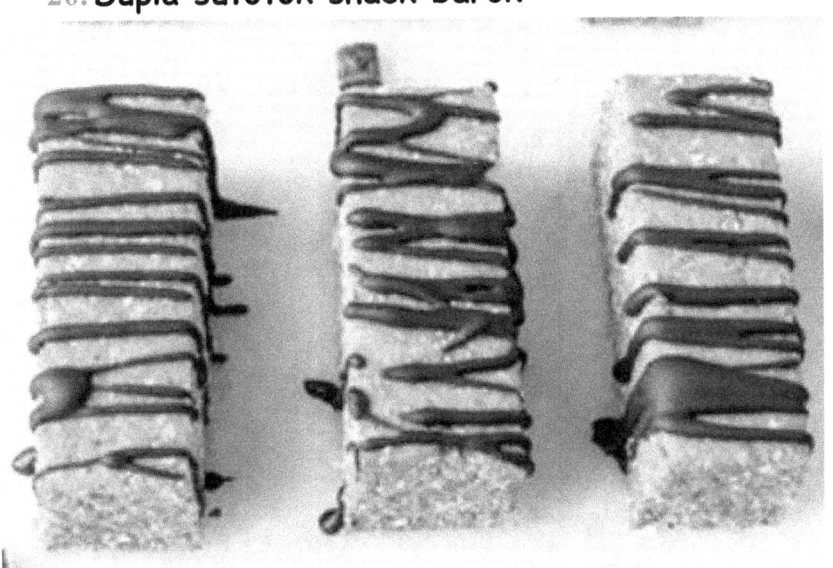

ÖSSZETEVŐK

- 1 csésze konzerv szilárd csomagolású sütőtök
- 1 csésze reszelt sárgarépa
- ½ csésze cukor
- 1/3 csésze szárított áfonya vagy mazsola
- ¼ csésze repceolaj
- 2 nagy tojás
- 1 csésze teljes kiőrlésű tészta liszt
- 1 teáskanál sütőpor
- 1 teáskanál őrölt fahéj
- ½ teáskanál szódabikarbóna
- ¼ teáskanál só

a) Mérjünk ki 1 csésze tökmagot egy turmixgépbe vagy konyhai robotgépbe, és dolgozzuk finomra. Félretesz, mellőz. A maradék magokat durvára vágjuk, és félretesszük.

b) Keverje össze a sütőtököt, a sárgarépát, a cukrot, az áfonyát vagy a mazsolát, az olajat és a tojást egy nagy tálban, és addig keverje, amíg jól el nem keveredik. Hozzáadjuk a lisztet, az őrölt tökmagot, a sütőport, a fahéjat, a szódabikarbónát és a sót. Addig keverjük, amíg el nem keveredik.

c) A masszát az előkészített tepsibe öntjük és egyenletesen eloszlatjuk. Megszórjuk a félretett, apróra vágott tökmaggal. 22-25 percig sütjük, vagy amíg enyhén megnyomva vissza nem ugrik a teteje. Hűtsük le teljesen a serpenyőben egy rácson, mielőtt 12 rúdra vágnánk.

21. Almatorta betakarítása

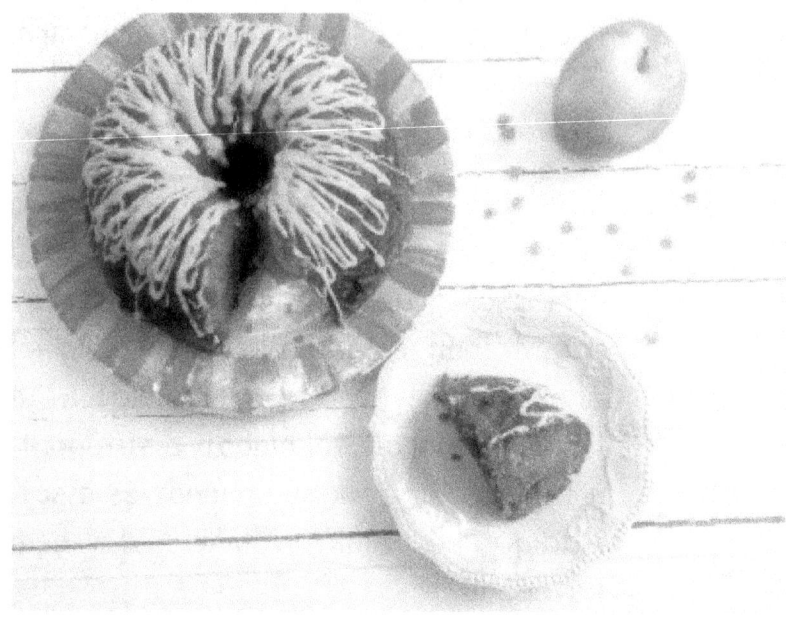

ÖSSZETEVŐK

- 2 Granny Smith alma, meghámozva, magház nélkül
- 3/4 csésze csomagolt barna cukor
- 1½ csésze teljes kiőrlésű tésztaliszt
- 1 teáskanál szódabikarbóna
- 1 teáskanál őrölt fahéj
- 1 teáskanál őrölt gyömbér
- ½ teáskanál őrölt szerecsendió
- ½ teáskanál só
- 1/3 csésze alacsony zsírtartalmú író
- 1/3 csésze repceolaj
- 1 nagy tojás
- 1 teáskanál vanília kivonat
- ½ csésze mazsola

a) Keverjük össze az almát és a barna cukrot egy nagy tálban.

b) Egy külön tálban keverjük össze a lisztet, a szódabikarbónát, a fahéjat, a gyömbért, a szerecsendiót és a sót.

c) Az írót, az olajat, a tojást és a vaníliát egy kis tálban keverjük össze. Öntsük az írókeveréket az almás keverékre, és adjuk hozzá a pekándiót és a mazsolát. Addig keverjük, amíg össze nem áll. Adjuk hozzá a lisztes keveréket, és addig keverjük, amíg a tészta el nem keveredik. Az előkészített tepsibe öntjük és egyenletesen eloszlatjuk. 35-40 percig sütjük.

d) Hűtsük le a serpenyőben egy rácson. Melegen vagy szobahőmérsékleten tálaljuk.

22. Csokis-cukkinis snack torta

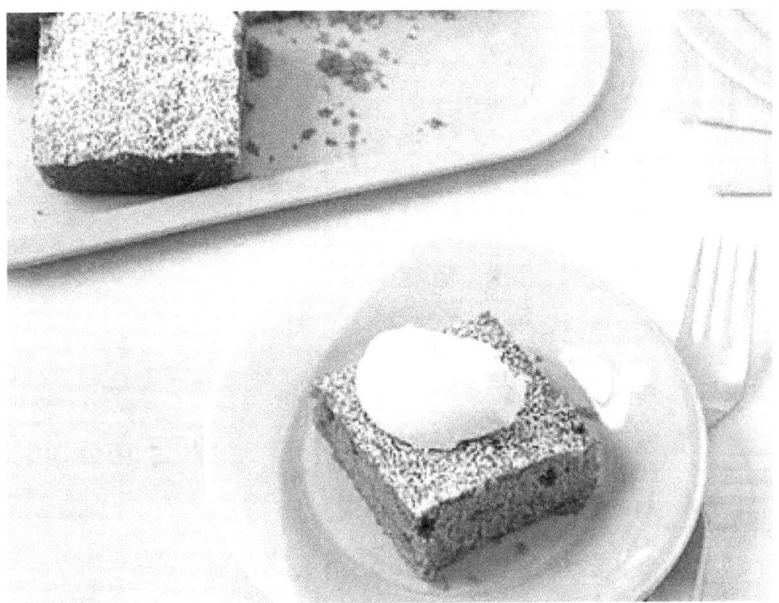

ÖSSZETEVŐK

- 1 3/4 csésze teljes kiőrlésű tésztaliszt
- 1½ teáskanál sütőpor
- ½ teáskanál szódabikarbóna
- ¼ teáskanál só
- 2 tojás
- ½ csésze cukor
- ½ csésze zsírszegény vaníliás joghurt
- 1/3 csésze repceolaj
- 1 teáskanál vanília kivonat
- 1½ csésze reszelt cukkini

a) Egy nagy tálban összekeverjük a lisztet, a sütőport, a szódabikarbónát és a sót.

b) A tojásokat, a cukrot, a joghurtot, az olajat és a vaníliát egy közepes tálban habosra keverjük. Keverje hozzá a cukkinit és a $1\frac{1}{2}$ csésze chipset. Addig keverjük a lisztes keverékhez, amíg el nem keveredik. Az előkészített tepsibe kenjük, és 30 percig sütjük, vagy amíg enyhén megpirul, és a közepébe szúrt fa csákány tisztán ki nem jön.

c) Vegyük ki a sütőből, és szórjuk rá a maradék $1\frac{1}{2}$ csésze chipset a tortára. Egy kis spatulával kenjük meg, miközben olvadnak, hogy cukormázt képezzenek, és ha szükséges, tegyük vissza a meleg sütőbe, körülbelül 1 percre.

23. Dunking süti mogyorószósszal

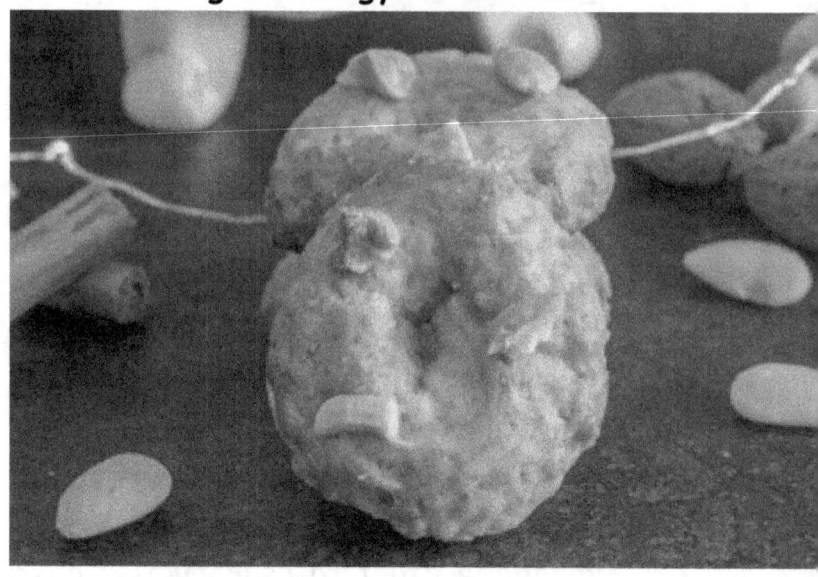

ÖSSZETEVŐK

- 2 csésze teljes kiőrlésű tésztaliszt
- ½ teáskanál szódabikarbóna
- ¼ teáskanál só
- 1 teáskanál őrölt fahéj
- ½ teáskanál őrölt gyömbér
- 4 evőkanál transz-mentes margarin
- 2 evőkanál repceolaj
- 1/3 csésze csomagolt sötétbarna cukor
- 1/3 csésze + 2 evőkanál méz
- 1 nagy tojás
- ½ csésze zsírmentes párolt tej

a) Keverje össze a lisztet, a szódabikarbónát, a sót, a fahéjat és a gyömbért egy közepes tálban. Félretesz, mellőz.

b) A margarint, az olajat, a barna cukrot, a 1/3 csésze mézet és a tojást botmixerrel habosra keverjük. Adja hozzá a fenntartott száraz hozzávalókat, és keverje össze.

c) Kerek evőkanállal cseppentsük az előkészített tepsire, és süssük 10-12 percig, vagy amíg aranybarna nem lesz. 5 percig hagyjuk hűlni a tálcákon. Tegyük rácsra, hogy teljesen kihűljön.

d) Készítse el a szószt úgy, hogy a mogyoróvajat, a tejet és a maradék 2 evőkanál mézet egy kis serpenyőben, alacsony lángon felmelegíti. Folyamatosan keverjük, amíg el nem olvad és simára olvad. Melegen tálaljuk.

24. Csokis-mandulás makaron

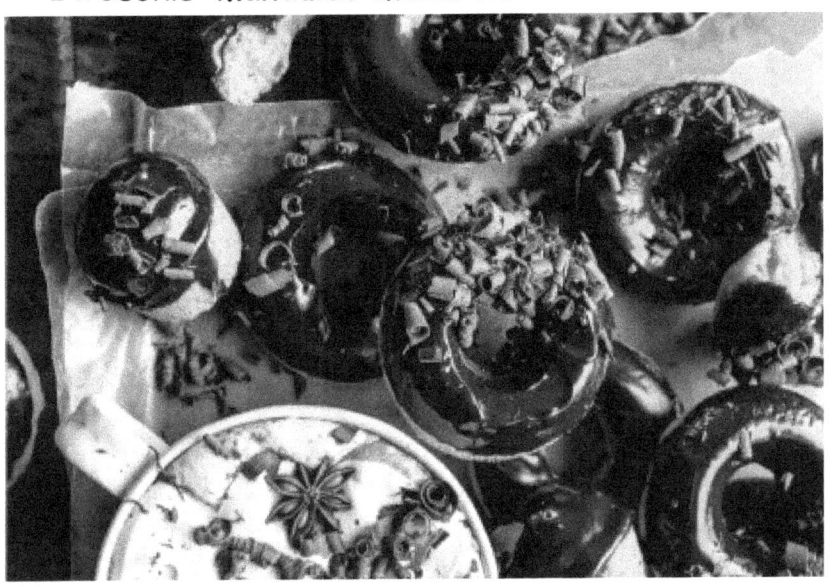

ÖSSZETEVŐK

- 3/4 csésze blansírozott mandula
- ½ csésze cukor
- 4 tojás fehérje
- ¼ csésze cukrozatlan kakaópor
- 1 teáskanál vanília kivonat
- ½ teáskanál mandula kivonat
- ¼ teáskanál só
- ½ csésze teljes tej
- 2 evőkanál csomagolt barna cukor

a) Pirítsuk meg a mandulát egy nagy, mély serpenyőben közepes lángon, gyakran kevergetve körülbelül 3 percig, vagy amíg aranybarna nem lesz. Döntse bele a fém pengével ellátott konyhai robotgép táljába. Adjunk hozzá 1 evőkanál cukrot

b) A tojásfehérjét elektromos habverővel nagy sebességgel verjük addig, amíg a fehérje lágy csúcsokat nem tart. Fokozatosan keverjük hozzá a maradék cukrot, amíg a fehérje kemény hab nem lesz. Belekeverjük a kakaót, a vaníliát, a mandulakivonatot és a sót. Finoman beleforgatjuk a mandulát.

c) A keveréket gömbölyű evőkanállal csepegtessük az előkészített tepsire . 27-30 percig sütjük .

d) A mártást úgy készítjük el, hogy a csokoládét, a tejet és a barna cukrot egy kis serpenyőben, alacsony lángon felmelegítjük. Folyamatosan keverjük, amíg el nem olvad és simára olvad. Melegen tálaljuk.

25. Pulykahús cipó

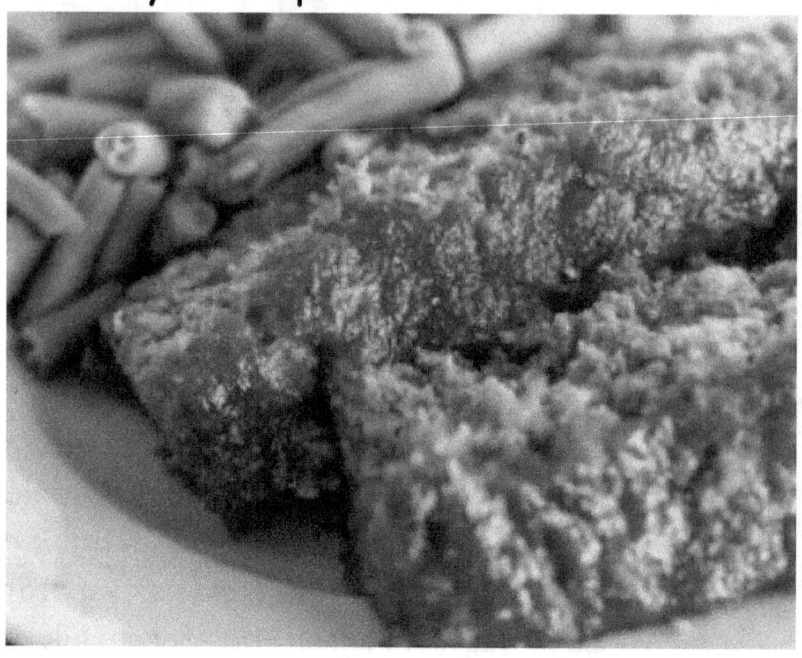

ÖSSZETEVŐK

- 2 teáskanál olívaolaj
- 1 nagy sárgarépa, lereszelve
- 4 medvehagyma, vékonyra szeletelve
- 1 gerezd fokhagyma, felaprítva
- 2 szelet teljes kiőrlésű kenyér
- $\frac{1}{4}$ csésze zsírmentes tej
- 2 tojásfehérje, enyhén felverve
- 1 kiló extra sovány őrölt pulykamell
- $\frac{1}{4}$ csésze reszelt parmezán sajt
- 1 teáskanál szárított zsálya

a) Melegítsük fel az olajat egy kis tapadásmentes serpenyőben közepes lángon. Adjuk hozzá a sárgarépát, a mogyoróhagymát és a fokhagymát, és főzzük gyakran kevergetve körülbelül 3 percig, vagy amíg megpuhul. Levesszük a tűzről.
b) Közben a diót egy fém pengéjű robotgépben aprítsuk fel. A kenyeret feltörjük, és a dióhoz adjuk. Addig pörgesse, amíg mindkettő finom morzsára nem őröl. Tedd át egy nagy tálba. Villával keverjük hozzá a tejet és a tojásfehérjét. Adjuk hozzá a pulykahúst, a petrezselymet, a sajtot, a zsályát, a sót, a borsot és a sárgarépát. Óvatosan keverjük csak addig, amíg el nem keveredik.
c) Az előkészített sütőlapon szabad formájú, körülbelül 7 hüvelyk hosszú és $4\frac{1}{2}$ hüvelyk széles cipót formázzon. 50-60 percig sütjük

26. Csokis áfonyás süti

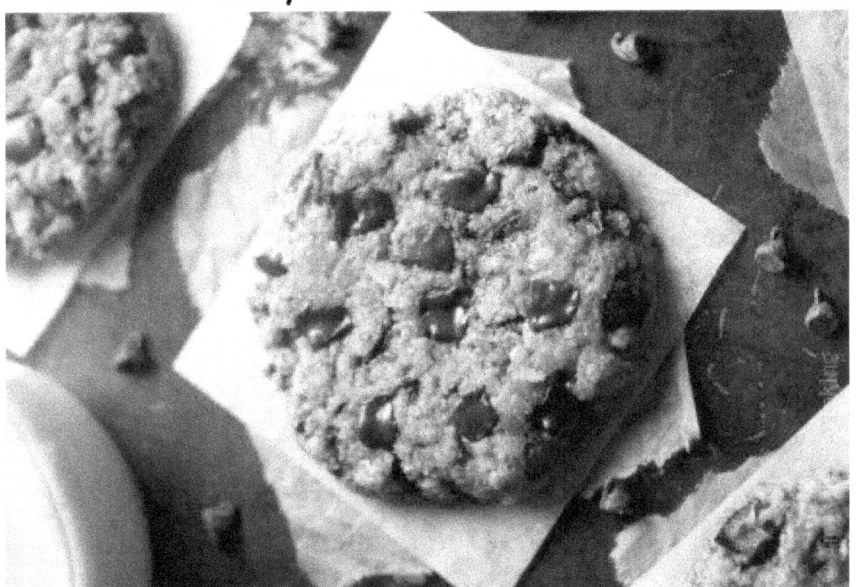

ÖSSZETEVŐK

- 2 csésze hengerelt zab
- ½ csésze teljes kiőrlésű tészta liszt
- 3/4 teáskanál szódabikarbóna
- ½ teáskanál őrölt fahéj
- ¼ teáskanál só
- ½ csésze barna cukor
- 1/3 csésze repceolaj
- 3 nagy tojásfehérje
- 2 teáskanál vanília kivonat
- 3/4 csésze áfonya, durvára vágva
- 1 csésze félédes csokireszelék

a) Egy nagy tálban keverje össze a zabot, a lisztet, a szódabikarbónát, a fahéjat és a sót. Egy külön tálban habosra keverjük a barna cukrot, az olajat, a tojásfehérjét és a vaníliát. Öntsük a cukros keveréket a lisztes keverékhez, és addig keverjük, amíg jól el nem keveredik. Belekeverjük az áfonyát, a diót és a csokireszeléket.

b) A masszát evőkanállal csepegtessük az előkészített tepsire. Süssük a sütiket 10 percig, vagy amíg aranybarna nem lesz. Tegyük rácsra, hogy teljesen kihűljön.

27. Santa Fe pulyka pizzák

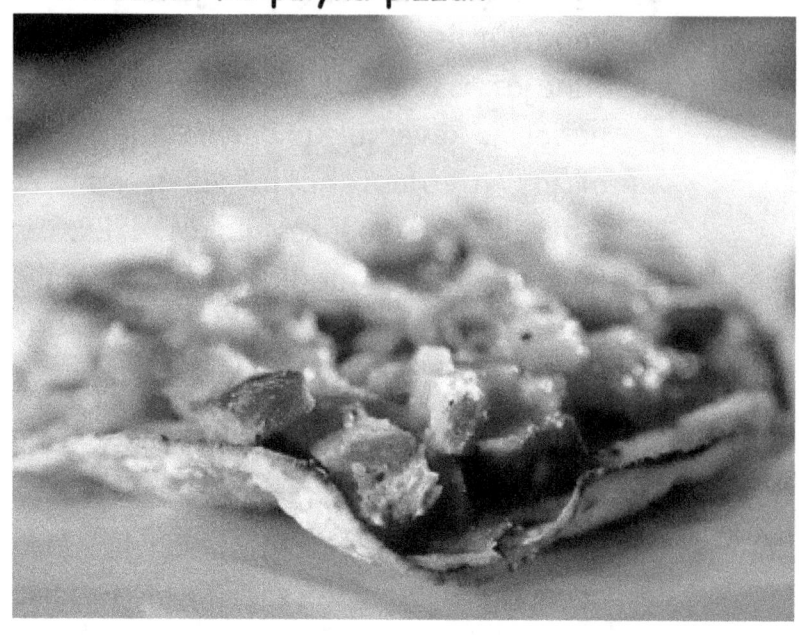

ÖSSZETEVŐK

- 4 teljes kiőrlésű tortilla
- 6 uncia őrölt pulykamell
- 1 kis piros kaliforniai paprika apróra vágva
- 1 kis cukkini vékonyra szeletelve
- $\frac{1}{4}$ csésze apróra vágott vöröshagyma
- 1 csésze kukorica
- 1 csésze konzerv sómentes fekete bab hozzáadásával
- 1 evőkanál chili por
- $1\frac{1}{2}$ csésze enyhe darabos salsa
- 2 evőkanál apróra vágott koriander
- 1/3 csésze csökkentett zsírtartalmú reszelt mexikói sajtkeverék
- 2 evőkanál apróra vágott jalapeño chili paprika (elhagyható)
- 2 csésze reszelt escarole
- $\frac{1}{4}$ csésze csökkentett zsírtartalmú tejföl (opcionális)

a) Egy nagy, tapadásmentes serpenyőben közepesen magas lángon főzzük meg a pulykát, a kaliforniai paprikát, a cukkinit és a hagymát. Keverje hozzá a kukoricát, a babot, az olajbogyót, a chiliport és a 3/4 csésze salsát.

b) A tortillákat megkenjük a pulykaseverékkel, a szélétől számított ½ hüvelykre elnyújtva. 8 percig sütjük. Megszórjuk a sajttal, és 1-2 percig sütjük, vagy amíg elolvad.

28. Narancssárga frappé eperrel

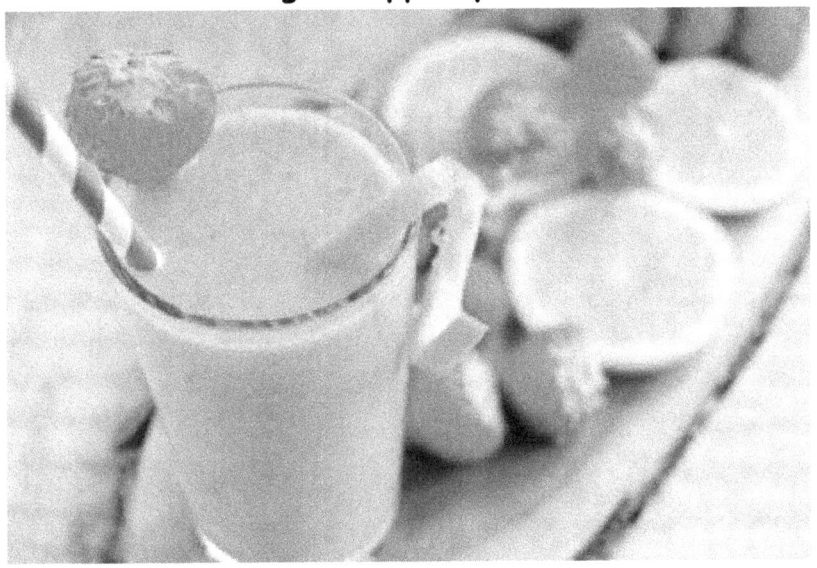

ÖSSZETEVŐK

- $\frac{1}{4}$ csésze csökkentett zsírtartalmú ricotta sajt
- 1 evőkanál zsírmentes száraz tej
- $1\frac{1}{2}$ teáskanál méz
- 1 teáskanál narancshéj
- $\frac{1}{4}$ csésze szeletelt friss vagy részben felengedett, csomagolt fagyasztott eper

a) Keverje össze a sajtot, a száraz tejet, a mézet, a lenmagolajat és a narancshéjat egy turmixgépben.

b) Nagyon simára dolgozzuk. A tetejére tesszük az epret

29. Bogyós sorbet

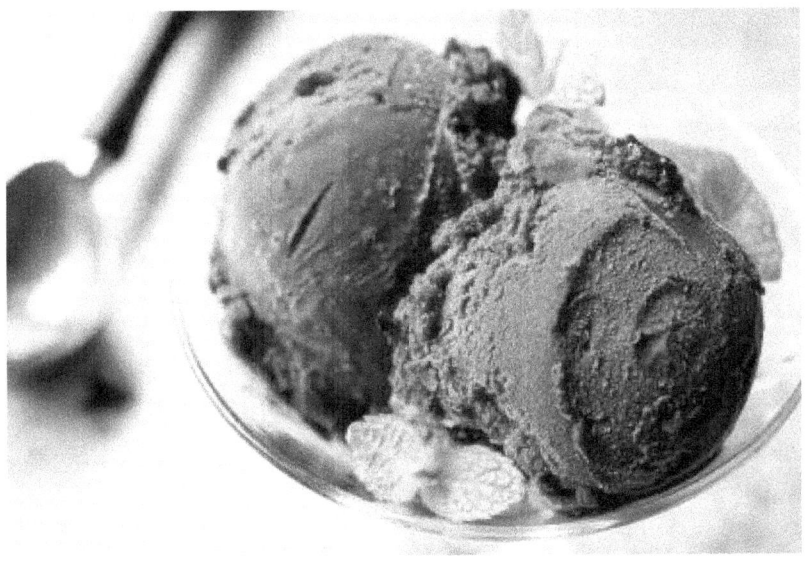

ÖSSZETEVŐK

- 100 g cukor
- 270 ml víz
- 500 g bogyók
- 1 citrom leve

a) Adjuk hozzá a cukrot és a vizet egy serpenyőbe, és forraljuk 10 percig, vagy amíg a cukor feloldódik és könnyű szirup képződik.

b) A bogyókat és a citromlevet turmixgépben simára keverjük, majd szitán átpasszírozzuk, hogy eltávolítsuk a magokat.

c) Öntsük a fagylaltkészítőbe és fagyasszuk le a gyártó utasításai szerint.

30. Sushi

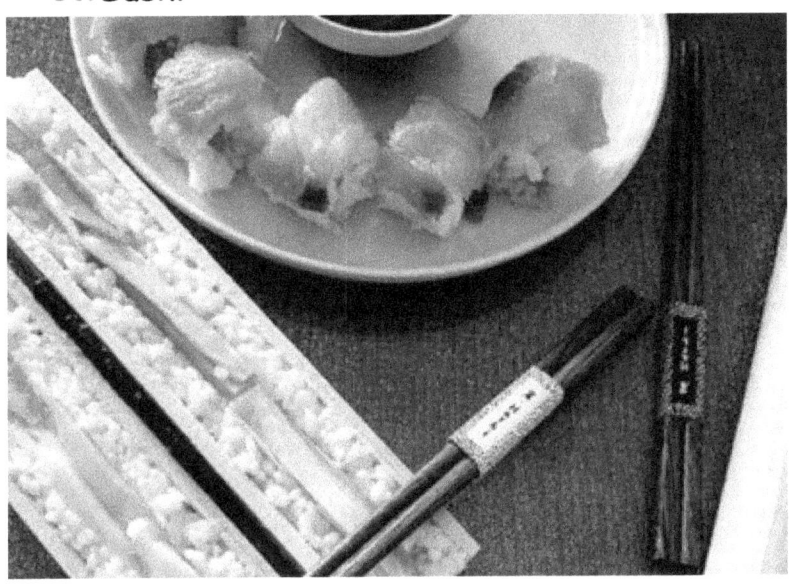

ÖSSZETEVŐK

- 100 g alacsony fehérjetartalmú rizs
- 250 ml víz
- 2 evőkanál japán fehérborecet
- 1 evőkanál Mirin
- 2 tk porcukor
- ¼ uborka, kockákra vágva
- ¼ pirospaprika
- ½ avokádóhús, apró szeletekre vágva
- ½ sárgarépa, meghámozva és karikákra vágva
- 10 g gyömbér

a) Forraljuk fel a rizst vízben egy serpenyőben, közepes lángon 20 percig, vagy amíg az összes víz felszívódik.

b) Hagyjuk kihűlni, majd keverjük hozzá a fehérborecetet, a mirint és a porcukrot.

c) Tegyünk egy fóliát a sushi hengerre.

d) A fóliát tegyük rá a rizsre, egyenletesen oszlassuk el az egész lapon . A szőnyeg egyik oldalára rétegezzük a zöldségeket.

31. Áfonyás muffin

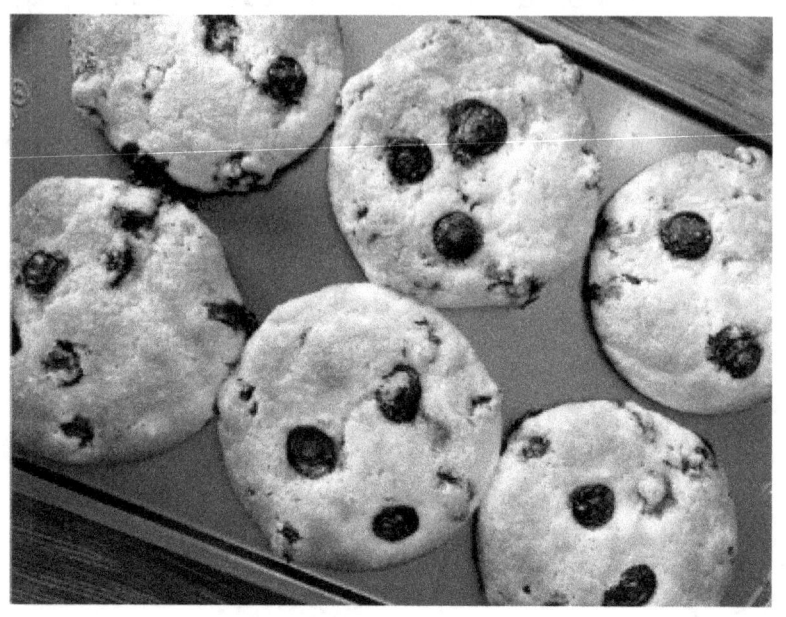

ÖSSZETEVŐK

- 150 g barna cukor
- 1 teáskanál sütőpor
- 1 tk tojáspótló
- 325 g Fate Low Protein univerzális keverék
- 120 g margarin
- 240 ml friss narancslé
- 100 g áfonya

a) Helyezze a cukrot, a sütőport, a tojáspótlót és a Fate Low Protein univerzális keveréket egy tálba, és alaposan keverje össze.

b) Adjuk hozzá a margarint és a narancslevet a keverékhez, és keverjük sima állagúra.

c) Helyezze a muffinformákat a muffin tepsibe. Egyenletesen kanalazzuk a keveréket a 12 muffinformába.

d) A sütőben a középső polcon 30 percig sütjük.

32. Mellékes torta

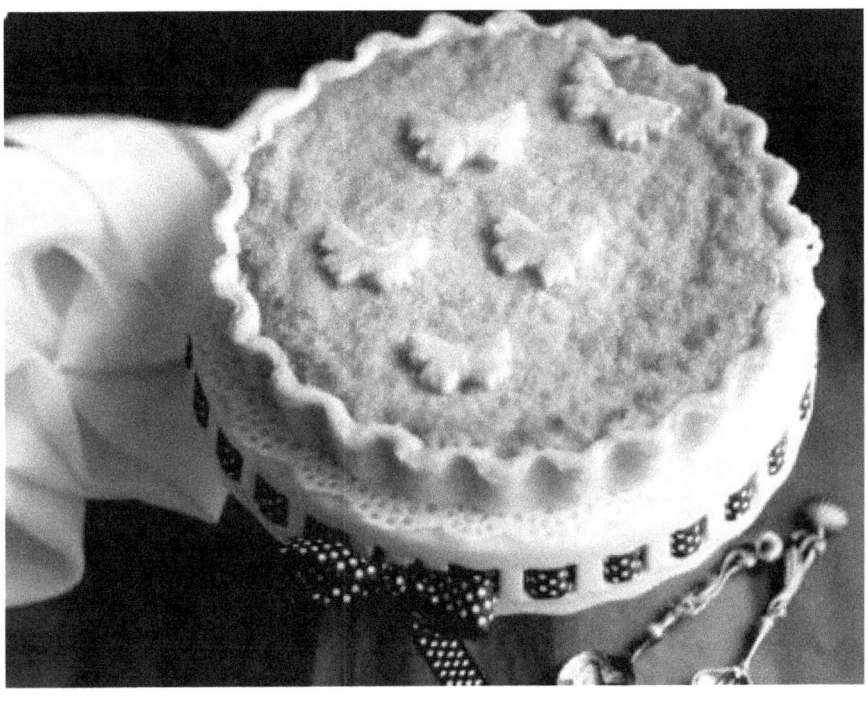

ÖSSZETEVŐK

- 250 g Fate Low Protein univerzális keverék
- 125 g lágy margarin
- 30 g cukor
- 60 ml víz
- Töltelékhez:
- 170 g alacsony fehérjetartalmú kenyér
- 465 g aranyszirup
- 1 tk citromlé
- 2 tk tojáspótló

a) Dörzsölje össze a Fate alacsony fehérjetartalmú univerzális keverékét és a margarint ujjaival egy keverőtálban, amíg darabos morzsának nem tűnik.

b) Egy tálban keverjük össze a cukrot és a vizet, amíg a cukor el nem tűnik. Keverje hozzá a Fate keveréket, hogy tésztát készítsen.

c) Kenjünk egy kis Fate Low Protein univerzális keveréket egy tiszta munkalapra, és ököllel nyomkodjuk simára a tésztát. Süssük a sütőben a középső polcon 30 percig. (Felnőtt)

33. Affogato "fagylalt"

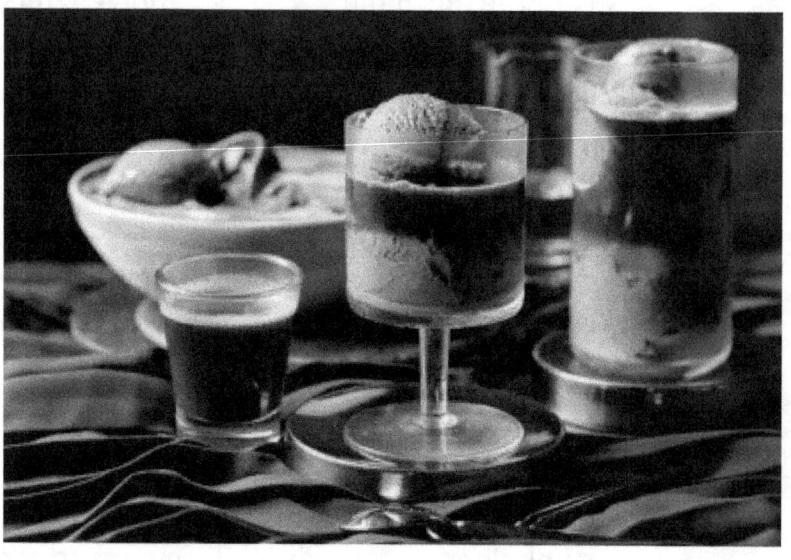

ÖSSZETEVŐK

- 500 ml ProZero ' tejszínhab ' , hűtve
- 100 g porcukor
- 1 adag eszpresszó

a) habverővel verjük fel a " tejszínt " körülbelül 2-3 percig, amíg besűrűsödik, könnyű és levegős lesz. Adjuk hozzá a porcukrot és jól keverjük össze.

b) Öntse a keveréket egy megfelelő edénybe, és tegye a fagyasztóba körülbelül egy órára, vagy amíg lehűl, és jégkristályok kezdenek képződni a szélein.

c) Vegye ki a fagyasztóból.

d) Villával vagy dróthabverővel gyorsan felverjük a „ fagylaltot ", hogy a jégkristályok széttörjenek.

e) Helyezze vissza a „ fagylaltot " a fagyasztóba, hogy legalább 3 órára megszilárduljon. Vegyünk egy gombóc fagylaltot , és öntsünk rá egy eszpresszót.

34. kávé "fagylalt"

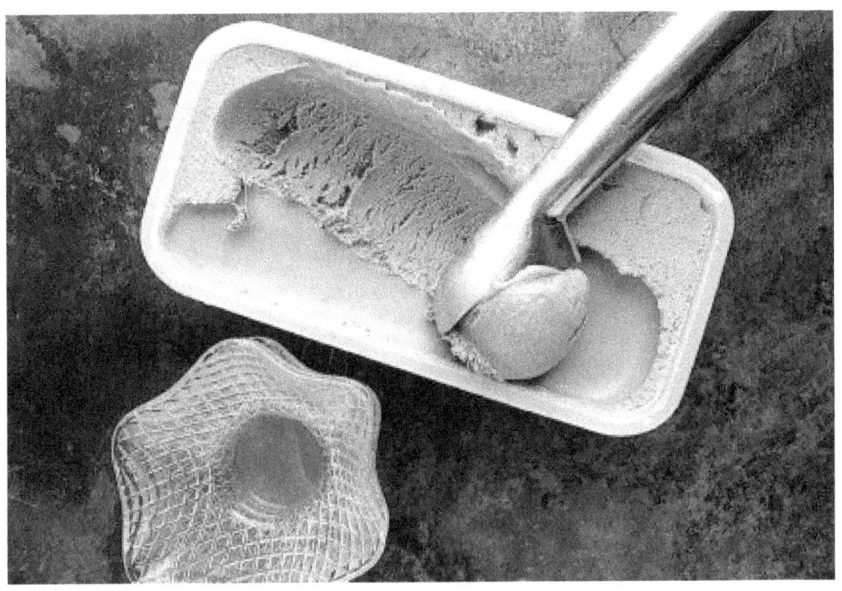

ÖSSZETEVŐK

- 500 ml ProZero ' tejszínhab ' , hűtve
- 100 g porcukor
- 1-2 tk instant kávé granulátum

a) Tegye a lehűtött ProZero " tejszínt " egy tálba, és elektromos kézi habverővel verje fel a " tejszínt " körülbelül 2-3 percig, amíg besűrűsödik, könnyű és levegős lesz.

b) Adjuk hozzá a cukrot és a kávégranulátumot, és jól keverjük össze.

c) Öntse a keveréket egy megfelelő edénybe, és tegye a fagyasztóba körülbelül egy órára, vagy amíg lehűl, és jégkristályok kezdenek képződni a szélein.

d) Vegyük ki a fagyasztóból, és villával vagy dróthabverővel gyorsan felverjük a „ fagylaltot " , hogy a jégkristályok széttörjenek.

e) Helyezze vissza a „ fagylaltot " a fagyasztóba, hogy legalább 3 órára megszilárduljon.

35. Kávés brownie

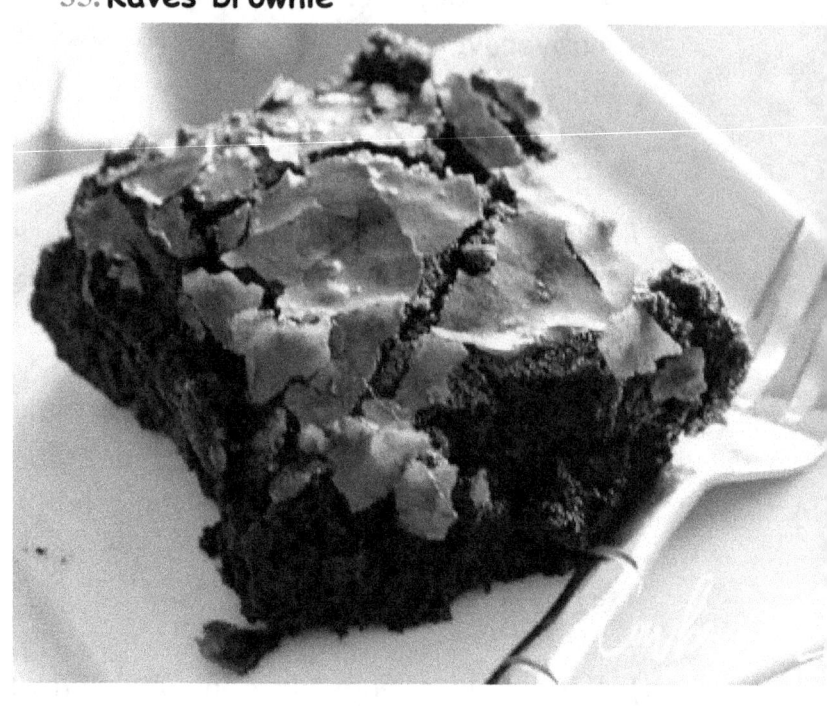

ÖSSZETEVŐK

- 3 Vitabite rúd darabokra törve
- 1 Fate alacsony fehérjetartalmú csokoládé ízű tortakeverék
- 25 g lágy margarin
- 120 ml ProZero
- 1 evőkanál instant kávé granulátum
- 1 tk vanília esszencia

a) Olvasszuk fel a Vitabite-ot egy hőálló tálban, forró víz felett.

b) Helyezze a Fate Low Protein Csokoládé ízű tortakeveréket egy keverőtálba. Adjuk hozzá a margarint.

c) Egy külön csészében keverje össze a ProZero-t, a kávét és a vanília esszenciát, és adjon hozzá a tálhoz.

d) Ballonos habverővel keverjük jól 1 percig, majd keverjük hozzá az olvasztott Vitabitét.

e) A keveréket a kibélelt tortaformába öntjük.

f) 20-25 percig sütjük, amíg a rizs meg nem fő.

g) Vegyük ki a sütőből és hagyjuk hűlni 5-10 percig.

36. Alma szeletek

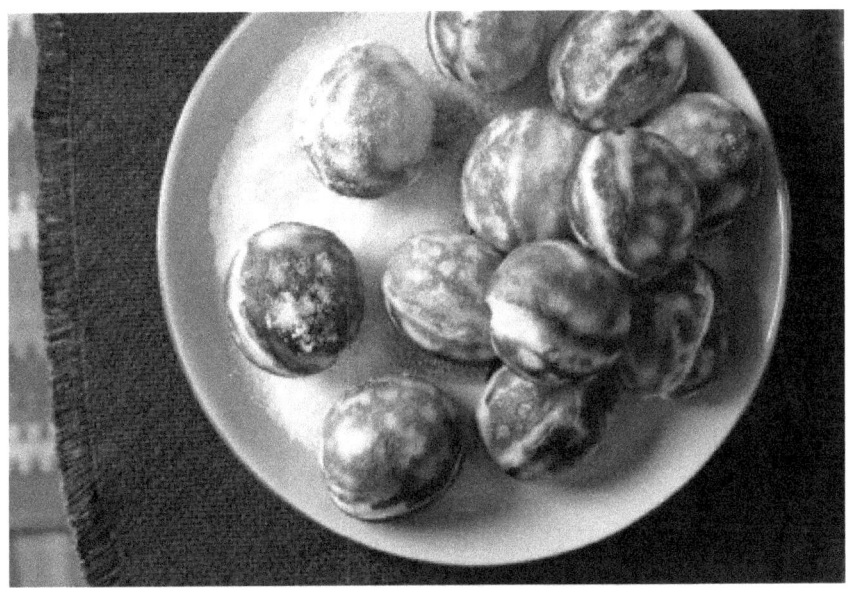

ÖSSZETEVŐK

- 150 g Fate Low Protein univerzális keverék
- 1 tk sütőpor
- 1 tk Só
- ½ teáskanál fahéj, őrölt
- 2 tk tojáspótló
- 175 ml ProZero
- 400 g őszibarack konzerv, lecsepegtetve
- 30 g porcukor

a) Helyezze a Fate Low Protein All-Purpose Mixet, a sütőport, a sót, a fahéjat és a tojáspótlót egy tálba, és keverje össze.

b) Adja hozzá a ProZero-t, és keverje sűrű tésztává.

c) Helyezzen $\frac{1}{2}$ evőkanál tésztát a cupcake lyukakba.

d) Adjon hozzá 1 őszibarack szeletet mindegyikhez. Adjon hozzá további $\frac{1}{2}$ evőkanál keveréket a tetejére.

e) Süssük a sütőben 10 percig, vagy amíg aranybarna nem lesz.

37. Pan haggerty

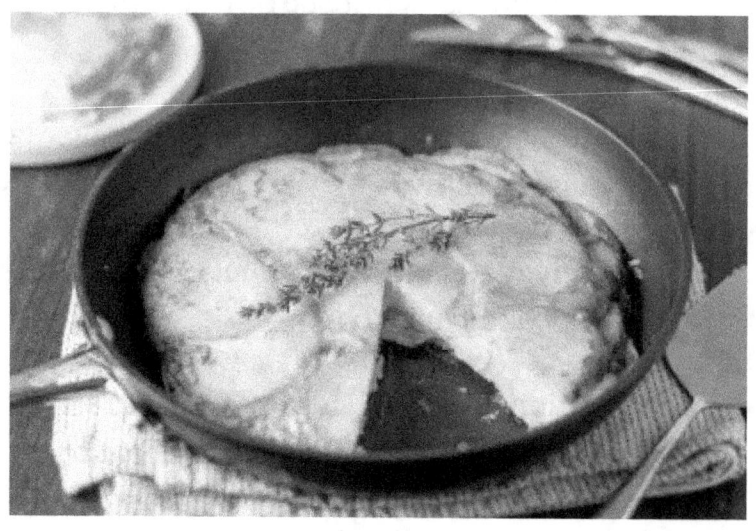

ÖSSZETEVŐK

- 4 Édesburgonya
- 50 g vaj
- 1 vöröshagyma, meghámozva és felszeletelve
- 1 fehér hagyma, meghámozva és felszeletelve
- 200g Violife Original ízblokk
- Só és bors ízlés szerint

a) Tegye az édesburgonyát egy serpenyőbe, öntse fel vízzel, és forralja 10 percig.

b) Leöntjük a felesleges vizet, félretesszük és hagyjuk kihűlni. Adjunk hozzá 40 g vajat, valamint a fehér- és vöröshagymát egy serpenyőbe, és főzzük közepes lángon 5 percig, vagy amíg megpuhul.

c) Egy rakott edénybe rétegezzük a zöldségeket; a hagyma fele, a Violife harmada, a burgonya fele, majd a maradék hagyma, a Violife másik harmada, a maradék burgonya és végül a maradék Violife tetejére.

d) Fűszerezzük ízlés szerint, és süssük a sütőben 1 óra 30 percig, vagy amíg aranybarnára nem sülnek és átsülnek.

38. Húsvéti tojáshab

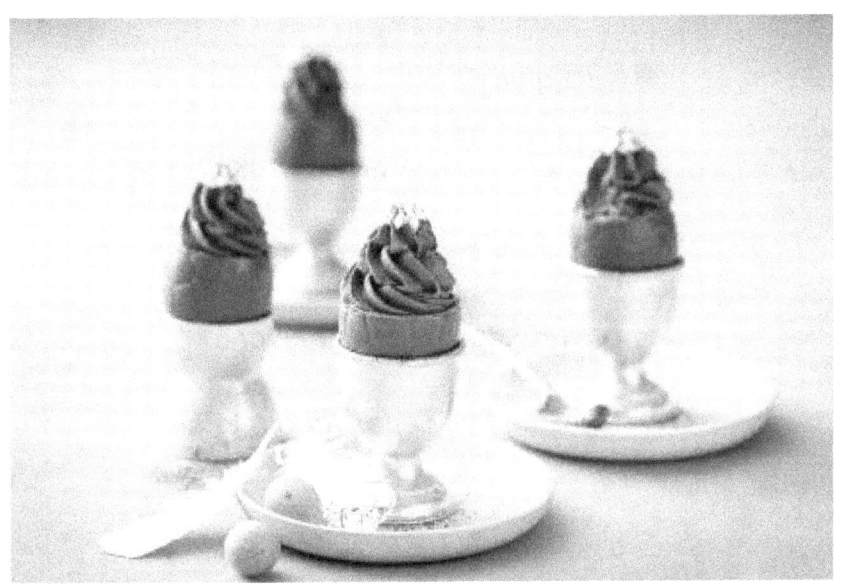

ÖSSZETEVŐK

- 8 x 25 g-os Vitabite rúd
- 25 g vaj
- 75g Freedom mályvacukor
- 30 ml víz
- ½ teáskanál vanília kivonat
- 140 ml ProZero " dupla krém"

a) Olvasszon fel 3 Vitabite rudat egy hőálló tálban, forró víz felett.

b) A tojásfeleket kivesszük a formákból, és visszatesszük a hűtőbe.

c) Helyezze a maradék Vitabite-ot, a vajat, a mályvacukrot és a vizet egy kis serpenyőbe.

d) Lassú tűzön főzzük és jól keverjük, amíg a keverék sima állagot nem kap. Levesszük a tűzről és hagyjuk kihűlni.

e) Adjuk hozzá a vaníliakivonatot a ProZero „ kettős krémhez ", és addig keverjük, amíg szilárd csúcsok képződnek

f) „ dupla tejszínt " óvatosan a sima Vitabite keverékbe forgatjuk , és egyenlő arányban elosztjuk a húsvéti tojásformák között.

39. Lekváros keksz

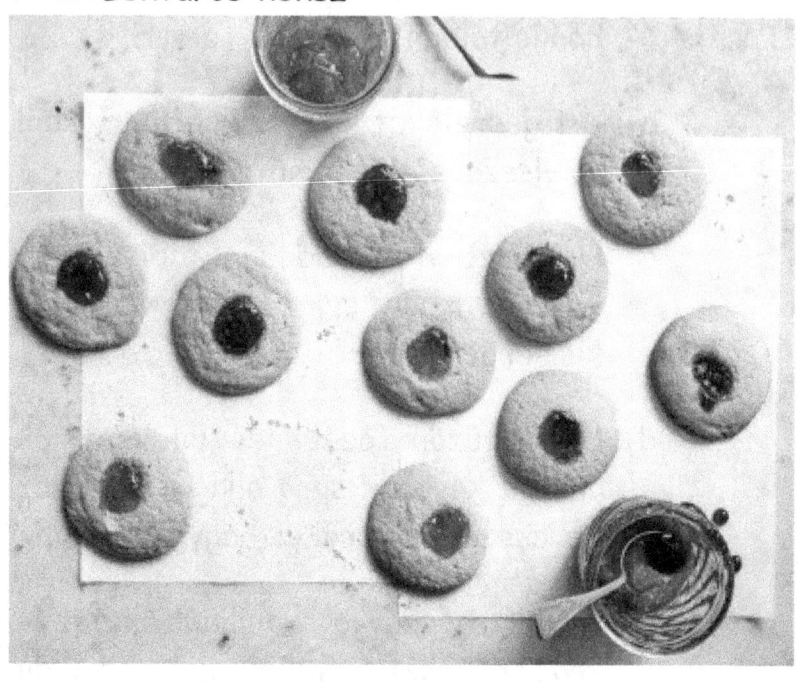

ÖSSZETEVŐK

- 200g Fate Low Protein univerzális keverék
- 40 g pudingpor
- 70 g cukor (plusz 2 evőkanál a porozáshoz)
- 160 g margarin
- 100 g magnélküli lekvár tetszés szerint

a) Helyezze a Fate Low Protein univerzális keveréket, a pudingport, a cukrot és a margarint egy keverőedénybe, majd egy spatulával alaposan keverje össze, amíg tészta nem lesz.

b) Egy tepsit kibélelünk zsírpapírral.

c) Két zsírpapír között nyújtsuk ki a tésztát 3 cm vastagságúra.

d) Vágjunk ki 10 szívecskét a tésztából a nagy szívvágó segítségével, és tegyük a tepsire.

e) A kisebb kiszúróval vágjuk ki az 5 keksz közepét. 5 szilárd szív alakú alja és 5 keksz legyen kivágott szív alakú közepével. 20 percig sütjük.

40. Eton Mess

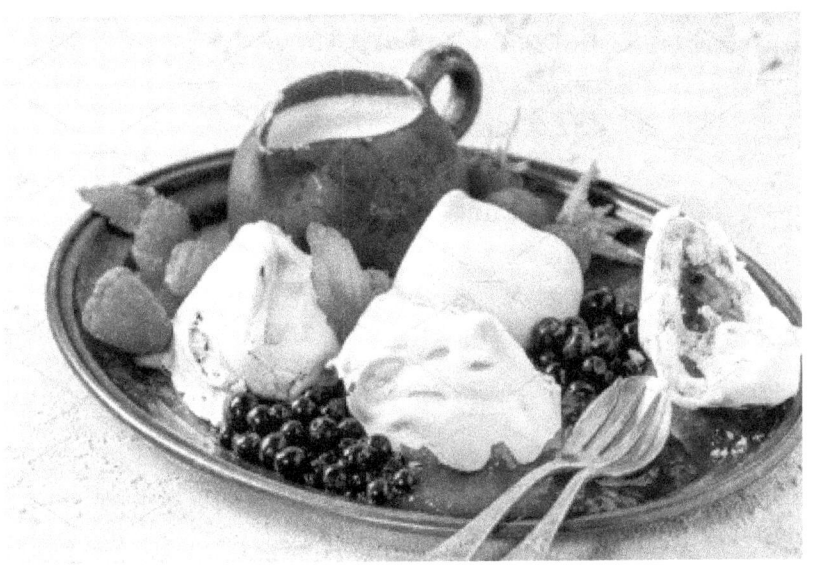

ÖSSZETEVŐK

- 50 g alacsony fehérjetartalmú habcsók, apróra törve
- 50 g málna
- 50 g eper, apróra vágva
- Étel Mennyország Mennyei Felvert!

a) A habcsókokat, a Food Heavenly Whipped!-et, a málnát és az epret rétegezd két üvegtálba.

b) Keress.

41. Habcsók

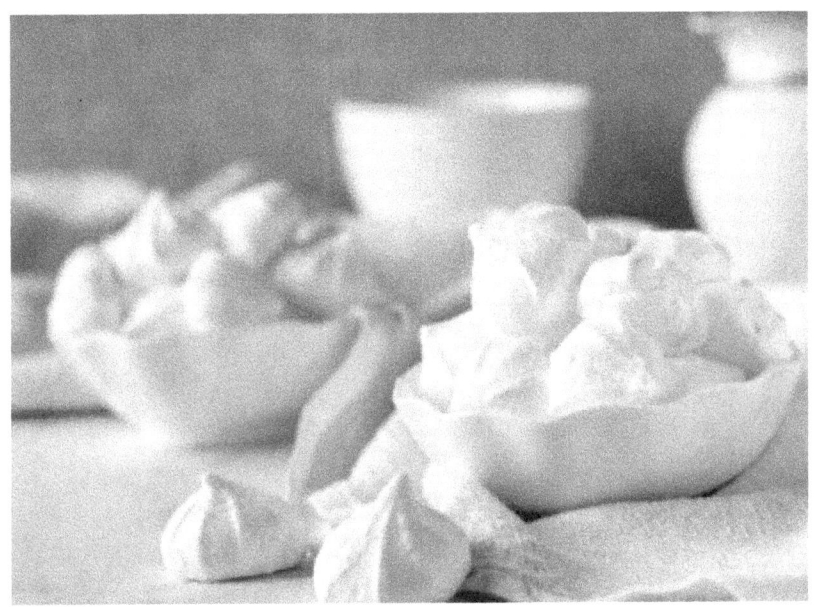

ÖSSZETEVŐK

- 100 ml Aquafaba
- ¼ teáskanál fogkő krém
- 100 g porcukor
- 1 tk vanília esszencia

a) Öntsön forrásban lévő vizet egy tiszta üvegtálba, ez eltávolítja a felesleges zsírt az edényről, ha szükséges

b) Tegye a tálba az aquafabát és a tartárkrémet, és elektromos habverővel addig keverje, amíg puha csúcsokat nem kap.

c) Fokozatosan, 1 evőkanálonként adjuk hozzá a porcukrot, és keverjük fel minden kanál között. Addig keverjük, amíg kemény csúcsok nem lesznek.

d) Adjuk hozzá a vanília esszenciát, és keverjük 10 másodpercig, amíg össze nem áll.

e) A masszát kanalazzuk egy zacskóba, és egy bélelt tepsire süssük ki a kívánt formákat.

f) Sütőben 90 percig sütjük.

SZENDVICSEK ÉS BURGEREK

42. Gombás szendvics

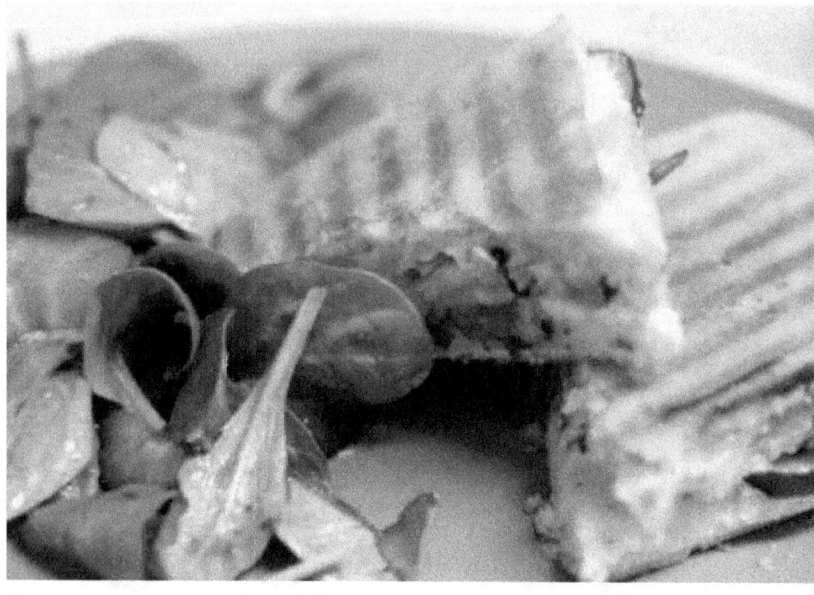

ÖSSZETEVŐK

- 1 csésze konzerv articsóka ½ citrom leve
- 1 evőkanál olívaolaj
- 1 teáskanál darált fokhagyma
- 1 teáskanál fehér ecet
- ¼ teáskanál só, őrölt fekete bors
- 2 portobello gomba sapka
- 1 cukkini 3 hüvelykes szeletekre vágva
- 2 evőkanál olívaolaj
- 1 közepes paradicsom, szeletelve
- 2 többszemcsés tekercs, belseje kikanalazott
- 2 uncia friss kecskesajt

a) Keverje össze a tapenade összes hozzávalóját egy fém pengével ellátott konyhai robotgép táljában.

b) A szendvics elkészítése: Melegítse elő a sütőt 400°F-ra. A gombát és a cukkinit egy tapadásmentes tepsire tesszük. Meglocsoljuk 1 evőkanál olívaolajjal. 10 percig sütjük. A paradicsomszeleteket ugyanarra a tepsire helyezzük, meglocsoljuk a maradék evőkanál olívaolajjal, és tovább sütjük, miközben a zöldségeket a főzés felénél megfordítjuk, 20 percig, vagy addig, amíg sercegő és minden folyadék el nem fő.

43. Grillezett gombás burgerek

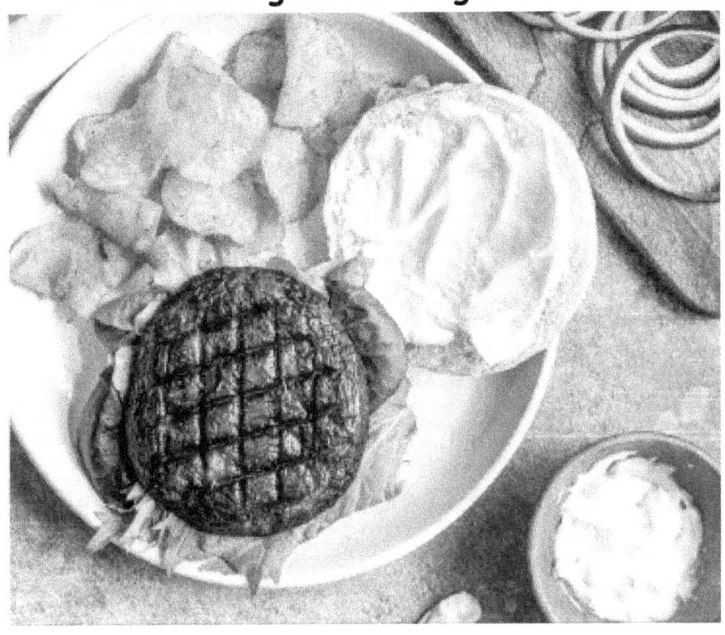

ÖSSZETEVŐK

- 2 nagy portobello gomba sapka
- 4 teáskanál balzsamecet
- ½ csésze pörkölt piros kaliforniai paprika csíkok
- 2 db 100% teljes kiőrlésű zsemle
- 2 szelet (egyenként 3/4 uncia) Provolone
- 4 levél Frisée saláta

a) Melegíts elő egy grillserpenyőt közepes lángon.

b) A gombát 8 percig grillezzük, főzés közben félig megfordítjuk és megkenjük ecettel. Melegítse fel a paprikacsíkokat és a zsemlét a grillserpenyőn.

c) Minden zsemle aljára kenjünk 1 evőkanál pestót, majd helyezzünk rá egy gombát, amelyre 1 szelet sajt és a borsszeletek fele kerül. Helyezzen 2 frízlevelet minden burger tetejére, csepegtesse meg további ecettel, ha szükséges, és fedje le zsemle tetejével.

44. Olíva-krémsajtos szendvicsek

ÖSSZETEVŐK

- 1 csomag (8 uncia) Neufchâtel sajt, lágyított
- 4 mogyoróhagyma, darálva
- $\frac{1}{4}$ teáskanál csípős-paprika szósz (opcionális)
- 12 alacsonyabb nátriumtartalmú búza keksz
- 2 szilvás paradicsom, vékonyra szeletelve

a) Keverje össze a sajtot, az olajbogyót, a mogyoróhagymát és a csípős borsos szószt, ha szükséges, egy kis tálban.
b) Rákenjük a kekszet. A tetejére tesszük a paradicsomot.

45. Lazac szendvics Wasabival

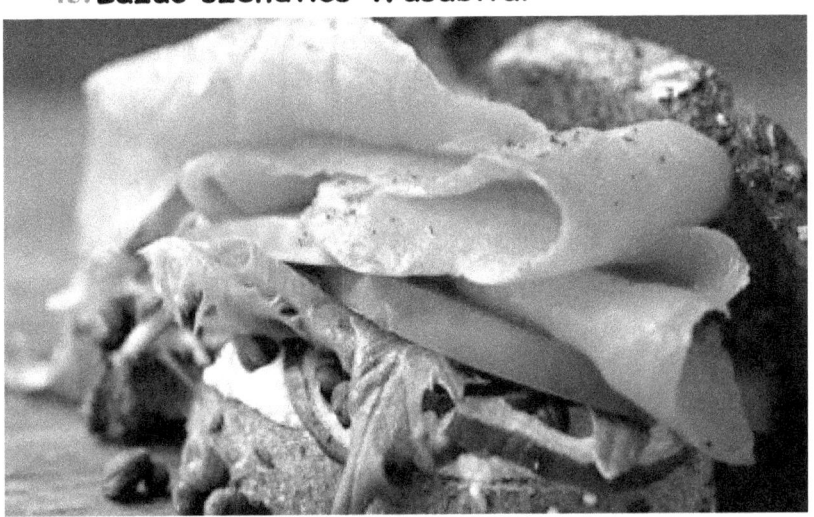

ÖSSZETEVŐK

- $\frac{1}{4}$-$\frac{1}{2}$ teáskanál wasabi paszta
- 2 csésze (14,75 uncia konzerv) alaszkai vadlazac konzerv, lecsepegtetve
- 8 vékony szelet 100% teljes kiőrlésű kenyér, pirítva
- 4 vékony szelet lilahagyma
- 4 vékony karika piros kaliforniai paprika
- 4 teáskanál szeletelt ecetes gyömbér
- 1 csésze rukkola

a) Keverjük össze a majonézt és a $\frac{1}{4}$ teáskanál wasabi pasztát, és keverjük simára. Adjon hozzá még wasabit, ha kívánja, ízlésének megfelelően. Óvatosan beleforgatjuk a lazacot.

b) Helyezzen 4 szelet kenyeret egy munkafelületre, és tegyen rá $\frac{1}{2}$ szeletet egy csésze lazackeveréket, 1 karikára vágott hagymaszeletet, 1 paprikakarikát, 1 teáskanál gyömbért és $\frac{1}{4}$ csésze rukkolát. Tetejét megkenjük a maradék 4 szelet kenyérrel.

46. Sajtos csirkés szendvics

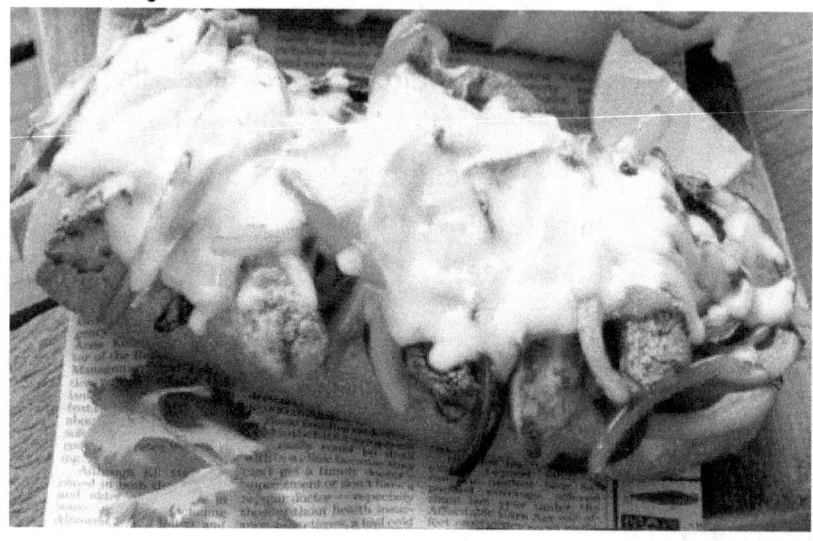

ÖSSZETEVŐK

- 2 kukorica tortilla (6" átmérőjű)
- 1 szelet (3/4 uncia) csökkentett zsírtartalmú Cheddar sajt
- 1 uncia vékonyra szeletelt főtt csont nélküli, bőr nélküli csirkemell
- 1 levél saláta, kockákra vágva
- 2 teáskanál salsa
- 2 teáskanál darált friss koriander

a) Melegítse fel az olajat egy tapadásmentes serpenyőben közepesen magas lángon. Süssük a tortillákat mindkét oldalukon körülbelül 1 percig, vagy amíg enyhén megpirulnak (kihűléskor ropogós lesz). Tegye át a tortillákat egy munkafelületre. A sajtot 1 tortilla tetejére fektetjük.

b) Helyezze a csirkét a serpenyőbe (először ne törölje ki), és süsse 30 másodpercig, vagy amíg meleg nem lesz.

c) A sajttal bevont tortilla tetejére tegye a csirkét, a salátát, a salsát, a koriandert és végül a maradék tortillát. Fogazott késsel 2 félholdra vágjuk.

47. Pulyka Panini avokádóval

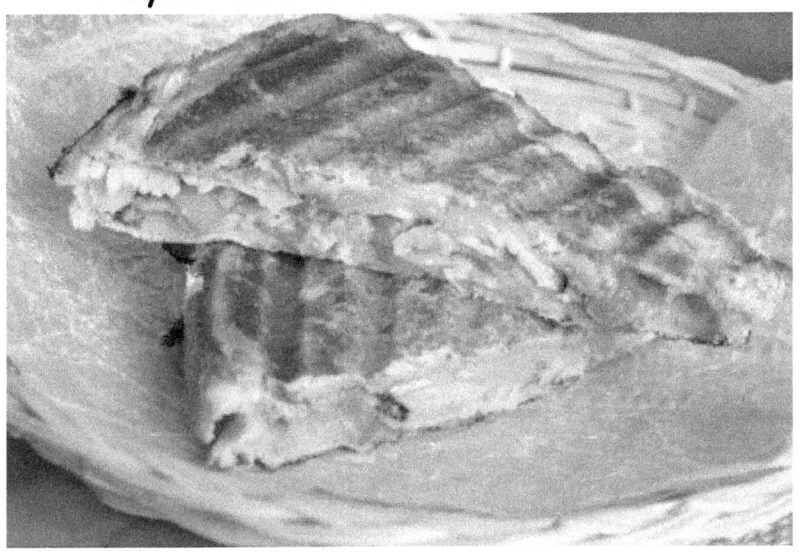

ÖSSZETEVŐK

- 4 szelet teljes kiőrlésű kenyér
- $\frac{1}{4}$ font csemege szeletelt, csökkentett nátriumtartalmú pulykamell
- 4 marhaszelet paradicsom szelet
- $\frac{1}{4}$ csésze rukkola
- 2 teáskanál dijoni mustár
- 1 teáskanál extra szűz olívaolaj

a) Helyezzen 1 szelet kenyeret egy munkafelületre. A tetejére tegye a pulyka felét, paradicsomszeleteket, avokádószeleteket és rukkolát. Egy másik szelet kenyeret megkenünk a mustár felével, és a mustáros felével lefelé a rukkolára tesszük. Ismételje meg a többi hozzávalóval.

b) Egy bordázott tapadásmentes grillserpenyőt közepes lángon melegítsünk fel. Egyszerre egy szendviccsel dolgozva finoman kenje meg minden szendvics külsejét $\frac{1}{4}$ teáskanál olajjal, és helyezze a serpenyőre. Helyezzen egy vastag fenekű serpenyőt a szendvics tetejére, és süsse oldalanként 1-2 percig, vagy amíg a közepe megpirul és meleg nem lesz.

48. Grillezett sonkás szendvicsek

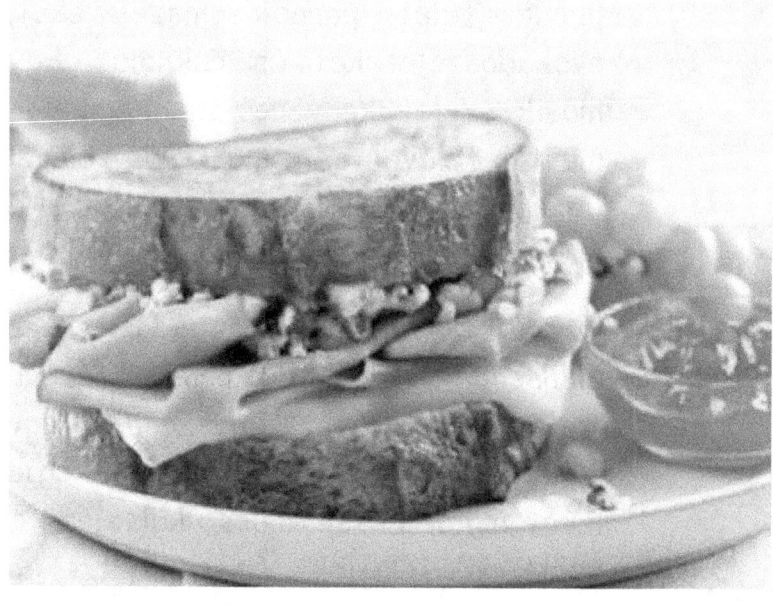

ÖSSZETEVŐK

- 8 szelet többszemű kenyér, pirítva
- 2 evőkanál repceolaj majonéz
- 1 csésze rukkola vagy vízitorma gallyak
- ¼ font vékonyra szeletelt sovány, alacsony nátriumtartalmú sült sonka
- 1 érett vörös Bartlett körte, negyedelve, kimagozva és vékony szeletekre vágva
- ¼ csésze morzsolt Gorgonzola sajt

a) A brojlert előmelegítjük. A kenyeret egy tepsire helyezzük. 4 szeletet megkenünk a majonézzel, és a tetejére halmozzuk a rukkolát vagy a vízitormát, egyenletesen elosztva. Ugyanezeket a szeleteket fedjük be egyenlő adag sonkával, és helyezzük el a körteszeleteket. A körtére szórjuk a sajtot és a szeletelt mandulát.

b) Helyezze a broiler alá 1-2 percre, vagy amíg a sajt megolvad. Tetejére a maradék kenyérrel. Átlósan felvágjuk, és melegen tálaljuk.

49. Citromos Aioli tonhal burger

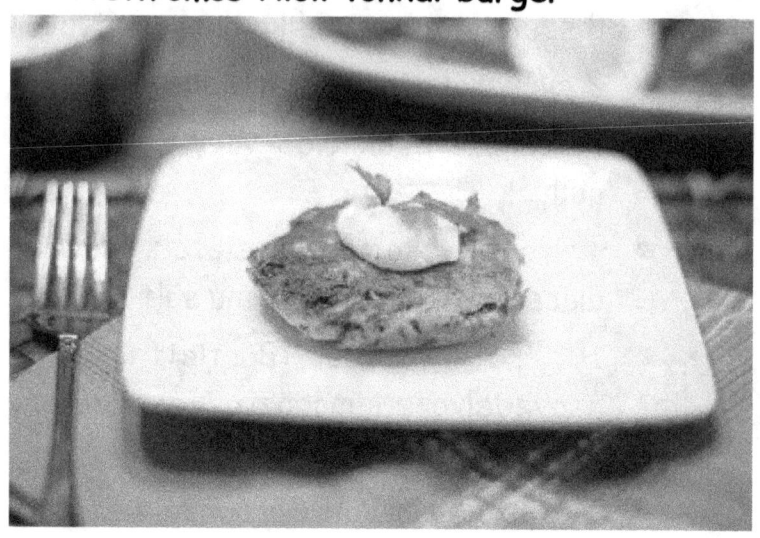

ÖSSZETEVŐK

- 1 evőkanál citromlé
- ½ gerezd fokhagyma, darálva
- ½ zöldhagyma, vékonyra szeletelve
- 4 (4 uncia) sárgaúszójú tonhal steak
- 2 teáskanál repceolaj
- ¼ teáskanál só
- 4 hamburger zsemle
- 1 csésze friss rukkola levél
- ¼ uborka, 12 szeletre vágva

a) Kenje be a grillrácsot főzőpermettel. Készítse elő a grillt közepesen magas hőre.

b) Keverje össze a majonézt, a citromlevet, a fokhagymát és a hagymát egy tálban, és jól keverje össze.

c) A tonhalszeleteket megkenjük olajjal, és megszórjuk sóval. Grill oldalanként 2 percig, vagy amíg jól meg nem jelenik és a kívánt készre sütjük.

d) Rendezzük el a zsemle alját mind a 4 tányéron. Mindegyik tetejére tegyen ¼ csésze rukkolát, 3 szelet uborkát és 1 tonhalszeletet. Minden zsemle felső felét megkenjük a majonézes keverékkel, és mindegyiket a tonhal steakre helyezzük. Azonnal tálaljuk.

50. Barbecue Pulled Pork

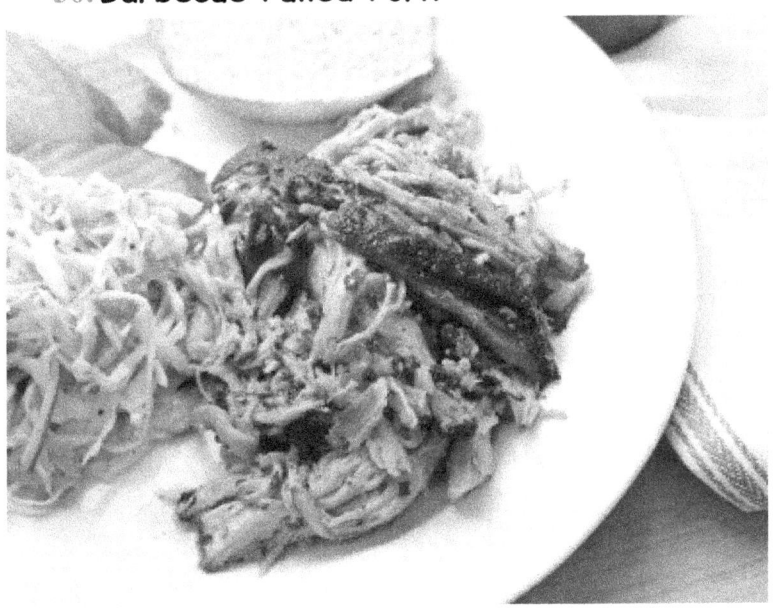

ÖSSZETEVŐK

- 1½ kiló csont nélküli sertés karaj, minden látható zsírtól megtisztítva
- 1 közepes hagyma apróra vágva (kb. ½ csésze)
- 2/3 csésze ketchup
- 1 evőkanál almaecet
- 1 evőkanál melasz
- 2 teáskanál csomagolt barna cukor
- 2 teáskanál mustárpor
- 1½ teáskanál fokhagymapor
- 1 teáskanál Worcestershire szósz
- ¼ teáskanál frissen őrölt fekete bors
- 1½ csésze csirke- vagy zöldségleves
- 6 teljes kiőrlésű hamburger zsemle

a) Adjuk hozzá a hagymát, és főzzük még 5 percig, vagy amíg a hagyma el nem kezd aranyszínűvé válni. Adjuk hozzá a ketchupot, az ecetet, a melaszt, a cukrot, a mustárport, a fokhagymaport, a Worcestershire szószt, a fekete borsot és a húslevest.

b) Jól keverjük össze, és közepes-magas lángon forraljuk fel. Csökkentse a hőt alacsonyra, fedje le, és időnként megkeverve párolja 1 és fél órán keresztül.

c) Fedjük le az edényt, és pároljuk 10 percig tovább, vagy amíg a szósz kissé besűrűsödik, és a sertéshús nagyon puha nem lesz. Levesszük a tűzről.

d) A sertéshúst két villával feldaraboljuk, és teljes kiőrlésű hamburger zsemlére tálaljuk

.SUPSZ ÉS SALÁTÁK

51. Hűtött nyári leves

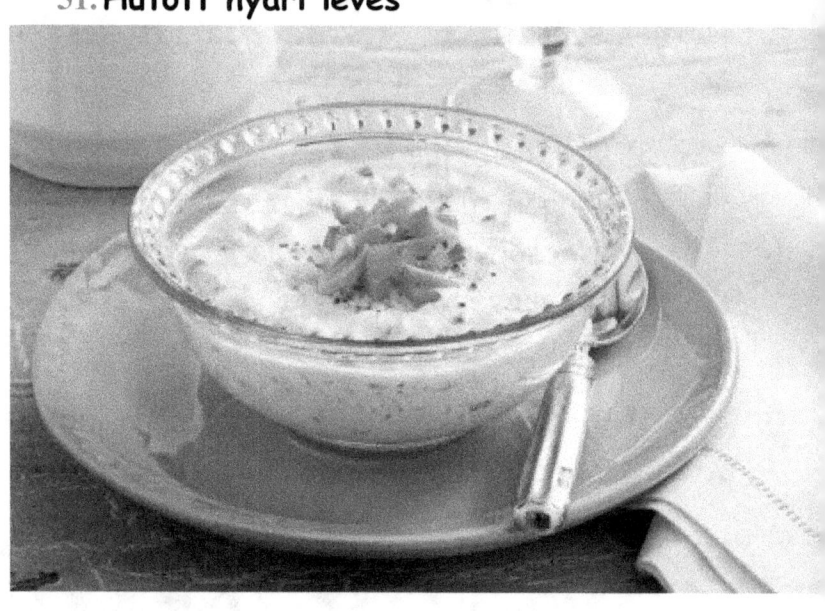

ÖSSZETEVŐK

- 4 nagy sárgarépa, durvára vágva
- 2 doboz (egyenként 14½ uncia) csökkentett nátriumtartalmú csirkehúsleves
- 1 nagy sárga nyári tök apróra vágva
- ½ kis vöröshagyma, apróra vágva
- 1 gerezd fokhagyma
- 3/4 teáskanál őrölt kömény
- ½ teáskanál só
- ¼ teáskanál őrölt koriander
- ¼ teáskanál őrölt fekete bors
- 3/4 csésze zsírszegény natúr joghurt
- Friss metélőhagyma, ¼" hosszúságúra vágva (opcionális)

a) Keverje össze a sárgarépát és a húslevest egy nagy, lefedett serpenyőben, és forralja fel. Csökkentse a hőt közepesre, és párolja körülbelül 7 percig, vagy amíg a sárgarépa meg nem puhul.

b) Adjuk hozzá a tököt, a hagymát, a fokhagymát, a köményt, a sót, a koriandert és a borsot. Fedjük le és emeljük magasra a hőt. Amint a keverék forrni kezd, csökkentse a hőt alacsonyra, és forralja 15-20 percig, vagy amíg a zöldségek nagyon megpuhulnak és az ízek össze nem keverednek.

c) a levest simára pürésítjük. Egy tálba öntjük, lefedjük, és 1 órára hűtőbe tesszük.

d) Keverje hozzá a joghurtot a leveshez, amíg össze nem áll.

52. Paradicsomos avokádóleves

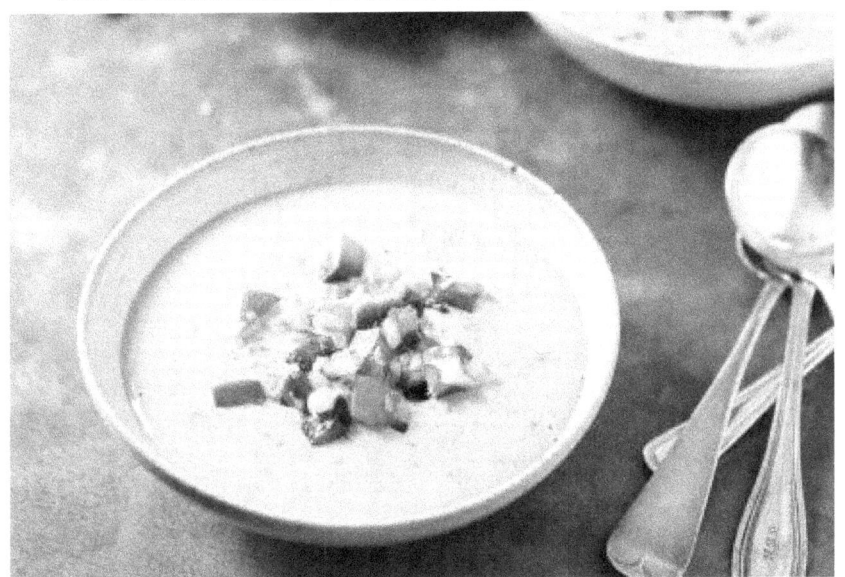

ÖSSZETEVŐK

- 1 doboz (28 uncia) egész paradicsom
- ½ édes hagyma, szeletelve
- 1 csésze csökkentett nátriumtartalmú zöldségleves
- 1 csésze víz
- ½ teáskanál őrölt bors
- 1 csésze író
- ¼ csésze zsírmentes görög stílusú joghurt

a) Melegítse elő a sütőt 350 °F-ra.

b) Öntse a paradicsomot (levével) egy 11 x 17 hüvelykes tepsibe. Szórjuk rá a hagymát, és süssük 1 órán keresztül, vagy amíg a keverék sűrű nem lesz, és a hagyma el nem kezd barnulni.

c) Tegye át a keveréket egy turmixgépbe. Hozzáadjuk a húslevest, a vizet és a borsot, és simára pürésítjük.

d) Melegítse a leveskeveréket egy edényben közepes-alacsony lángon 5 percig, vagy amíg át nem melegszik. Adjuk hozzá az írót, és keverjük össze.

e) Díszítsen minden adagot 1 evőkanál joghurttal és $\frac{1}{4}$ avokádószelettel.

53. Butternut squash leves

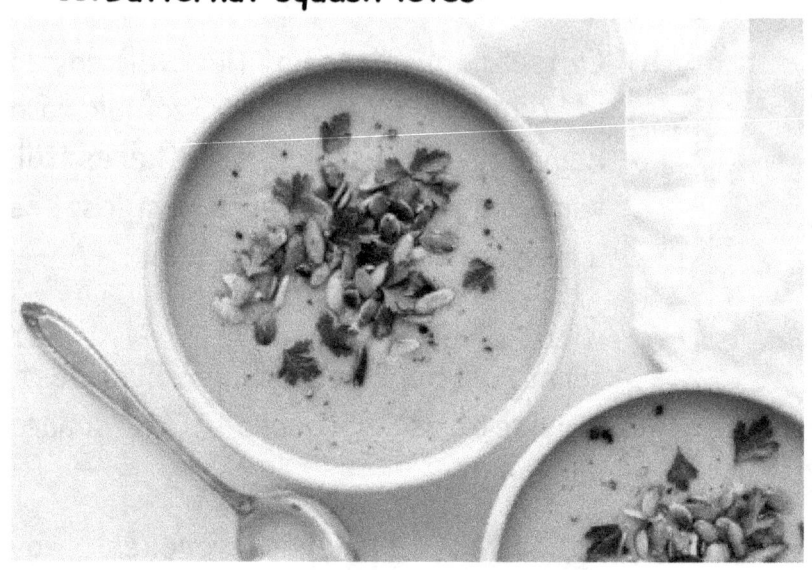

ÖSSZETEVŐK

- 1 nagy póréhagyma megmosva és vékonyra szeletelve
- 1 nagy vaj tök
- 4 gerezd fokhagyma apróra vágva
- 1 evőkanál Loprofin sütőkeverék
- 1 evőkanál növényi olaj
- 6,5 oz LP italkeverék
- Friss petrezselyem, apróra vágva
- Őrölt feketebors

a) Helyezze a póréhagymát, a tökdarabokat, a fokhagymát és az olajat egy nagy, mély, nehéz serpenyőbe. Óvatosan főzzük 3-4 percig, amíg a zöldségek kezdenek megpuhulni, de nem barnulnak meg.

b) Keverje össze a sütőkeveréket az LP-Drink Mix-el, és öntsön hozzá 32 uncia meleg vizet. Jól keverjük össze.

c) Fokozatosan öntse a folyékony keveréket a serpenyőbe, és folyamatos keverés mellett forralja fel. Püré keverék

d) A leves körülbelül negyedét öntsük egy tálba, és hagyjuk kicsit hűlni, mielőtt belekevernénk egy kis apróra vágott petrezselymet.

54. Afrikai mogyoróleves

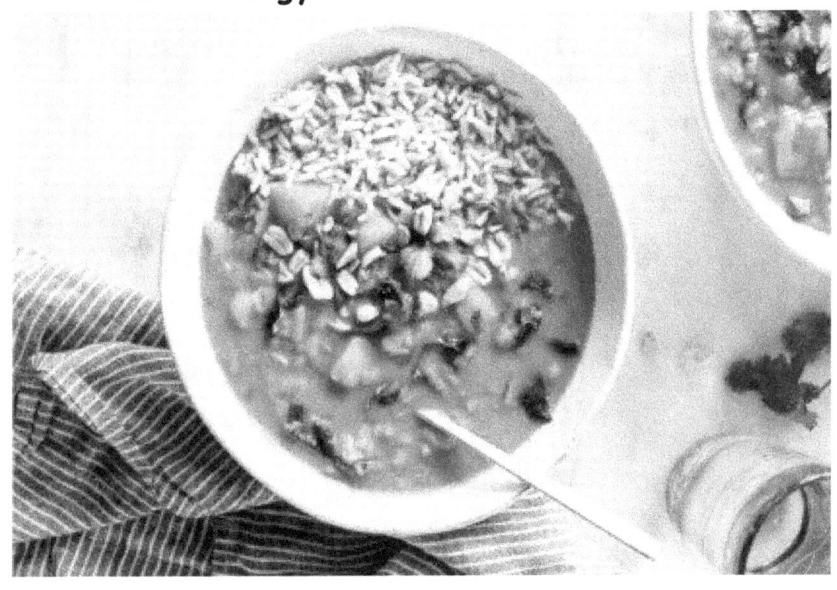

ÖSSZETEVŐK

- 1 evőkanál repceolaj
- 1 hagyma, apróra vágva
- 2 ribizli zeller, apróra vágva
- 2 sárgarépa, apróra vágva
- 1 gerezd fokhagyma, felaprítva
- 1 evőkanál reszelt gyömbér
- 3 csésze csökkentett nátriumtartalmú zöldségleves
- 2 evőkanál frissen facsart citromlé
- 2 evőkanál apróra vágott sótlan földimogyoró
- 2 evőkanál apróra vágott friss koriander

a) Melegítse fel az olajat egy nagy edényben vagy holland közepesen magas lángon. Adjuk hozzá a hagymát, a zellert és a sárgarépát. Időnként megkeverve főzzük 5 percig, vagy amíg a hagyma megpuhul.

b) Adjuk hozzá a fokhagymát, a gyömbért és a 2 csésze húslevest. Csökkentse a hőt alacsonyra, fedje le, és párolja 30 percig, vagy amíg a zöldségek nagyon megpuhulnak.

c) Tegye át a levest egy fém pengével vagy turmixgéppel felszerelt robotgépbe (szükség esetén adagonként). Simára dolgozzuk.

d) Tegye vissza a levest az edénybe, és keverje hozzá a mogyoróvajat, a citromlevet és a maradék 1 csésze húslevest. 5 percig főzzük.

55. Lencseleves

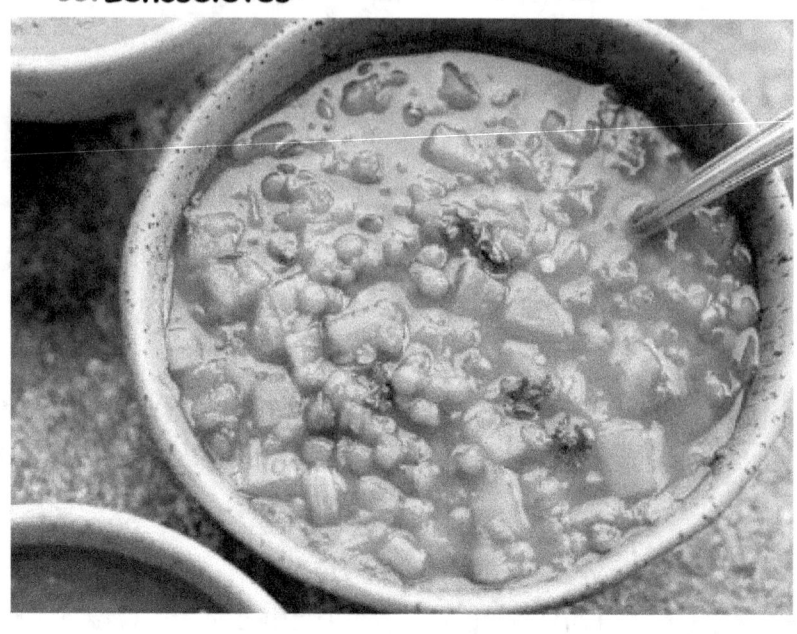

ÖSSZETEVŐK

- 1 evőkanál olívaolaj
- 1½ teáskanál egész köménymag
- 1 nagy hagyma, apróra vágva
- 4 gerezd fokhagyma, felaprítva
- ½ teáskanál őrölt koriander
- ½ teáskanál frissen őrölt fekete bors
- 1 teáskanál paprika
- 1 1/3 csésze (½ font) lencse, szétválogatva és leöblítve
- 5 csésze vizet
- 1 doboz (14½ uncia) felkockázott paradicsom
- 2 csésze csomagolt reszelt friss spenót
- ½ teáskanál só
- ½ csésze zsírmentes görög stílusú joghurt

a) Helyezze az olajat és a köménymagot egy holland sütőbe vagy egy nagy serpenyőbe közepes lángon.

b) Főzzük keverés közben 2-3 percig, vagy amíg illatos lesz. Keverjük hozzá a hagymát, a fokhagymát, a koriandert és a borsot, és főzzük gyakran kevergetve 4-6 percig, vagy amíg a hagyma és a fokhagyma megpuhul. Belekeverjük a paprikát.

c) Adjuk hozzá a lencsét és a vizet. Fedjük le és forraljuk fel. Csökkentse a hőt alacsonyra, és párolja lefedve 30-35 percig, vagy amíg a lencse nagyon megpuhul.

d) Keverje hozzá a paradicsomot, a spenótot, a földimogyorót és a sót. Növelje a hőt, és fedő nélkül párolja 5 percig tovább.

56. Olasz zöldek és bableves

ÖSSZETEVŐK

- 1 evőkanál olívaolaj
- 1 nagy hagyma, apróra vágva
- 4 sárgarépa, apróra vágva
- 1 doboz (14½ uncia) kockára vágott paradicsom pirított fokhagymával (leve fenntartva)
- 2 doboz (egyenként 14½ uncia) csökkentett nátriumtartalmú csirkehúsleves
- 3 doboz (egyenként 15 uncia) sómentes cannellini bab, leöblítve és lecsepegtetve
- 1 evőkanál apróra vágott szárított rozmaring
- 3 csésze vizet
- ½ font escarole, durvára vágva
- ½ teáskanál só
- ½ csésze reszelve
- Romano sajt

a) Melegítsük fel az olívaolajat egy nagy edényben, közepes lángon. Főzzük a hagymát és a sárgarépát 10 percig, vagy amíg a zöldségek megpuhulnak.

b) Adjuk hozzá a paradicsomot és a levét, a húslevest, a babot, a rozmaringot és 3 csésze vizet. Fedjük le, és főzzük körülbelül 10 percig, vagy amíg a keverék el nem kezd forrni.

c) Csökkentse a hőt, és adja hozzá az escarole-t és a sót. Fedő nélkül főzzük 15 perccel tovább, vagy amíg az ízek össze nem keverednek. Belekeverjük a sajtot.

57. Sajtmentes marhahagyma leves

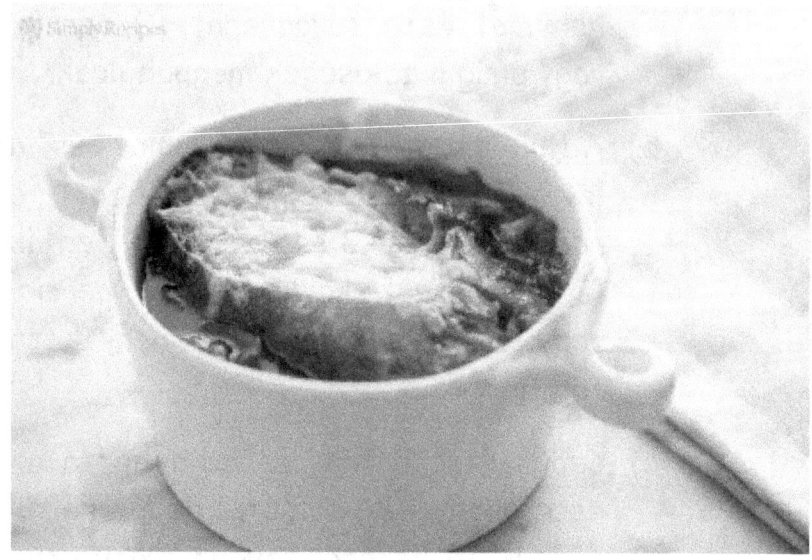

ÖSSZETEVŐK

- 8 uncia marhabélszín, vágva
- 3 nagy hagyma, vékonyra szeletelve
- 2 gerezd fokhagyma, felaprítva
- 2 evőkanál balzsamecet
- 4 csésze csökkentett nátriumtartalmú marhahúsleves
- 1 teáskanál Worcestershire szósz

a) Melegítsünk fel 1 evőkanál olajat egy nagy fazékban, közepes lángon. Hozzáadjuk a marhahúst, és oldalanként 2-3 percig sütjük.

b) Adjuk hozzá a maradék 3 evőkanál olajat az edényhez, és mérsékeljük a hőt közepesre. Adjuk hozzá a hagymát és a cukrot, és főzzük, időnként megkeverve, körülbelül 25 percig, vagy amíg aranybarna nem lesz.

c) Adjuk hozzá a fokhagymát és főzzük 2 percig.

d) A hőt közepesre emeljük, felöntjük az ecettel, és felforraljuk. Folyamatos keverés mellett főzzük körülbelül 1 percig, vagy amíg az ecet szinte teljesen el nem párolog.

e) Adjuk hozzá a húslevest és a Worcestershire szószt. Forraljuk fel, forraljuk fel, és fedő alatt főzzük 15 percig.

f) Tépje fel a kenyeret kockákra, és forgassa össze a robotgépben, hogy morzsát képezzen. A morzsát a levesbe keverjük

58. Brokkolis-pekándió saláta

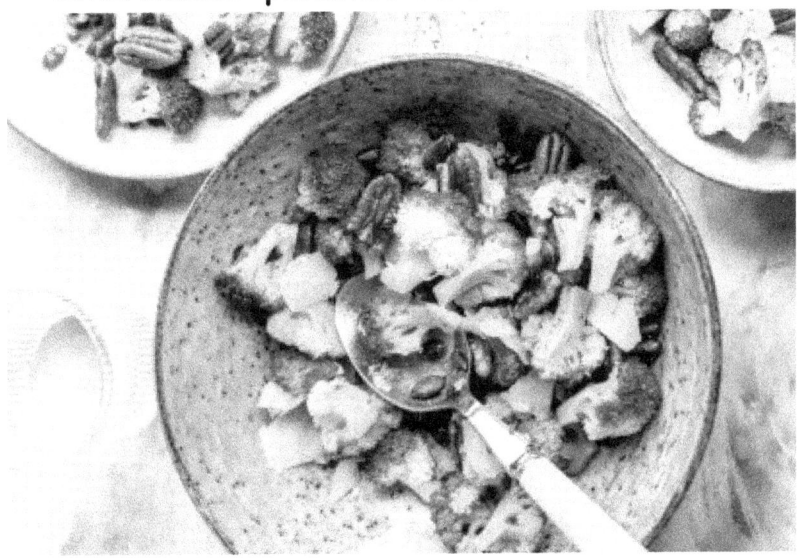

ÖSSZETEVŐK

- 3 evőkanál repceolajos majonéz
- 1 evőkanál vörös- vagy fehérborecet
- 1/8 teáskanál só
- 2 csésze brokkoli rózsa
- ¼ csésze apróra vágott vöröshagyma
- ¼ teáskanál pirospaprika pehely

Keverje össze a majonézt, az ecetet és a sót egy nagy tálban. Habverővel simára keverjük.

a) Adjuk hozzá a brokkolit, a pekándiót, a hagymát és a pirospaprika pelyhet. Dobj fel két kabátot. Tálalásig hűtőbe tesszük.

59. Tortellini tészta saláta

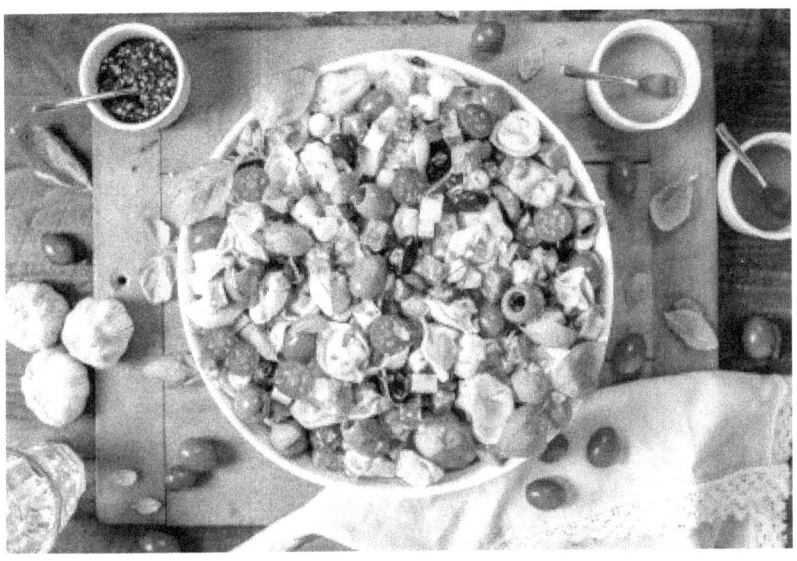

ÖSSZETEVŐK

- 1 csomag (9 uncia) hűtött tricolor sajt tortellini
- 2 csésze vágott cukorborsó 2 csésze bébi sárgarépa
- 2 csésze brokkoli rózsa
- 2 evőkanál pesto
- 1 csésze koktélparadicsom félbevágva
- ¼ teáskanál őrölt fekete bors Friss bazsalikom (opcionális)

a) Helyezze a tortellinit egy nagy fazék forrásban lévő vízbe. Főzzük a csomagoláson található utasítások szerint, időnként megkeverve. Adjuk hozzá a cukorborsót, a sárgarépát és a brokkolit, és főzzük az utolsó 3 percig, vagy amíg puha, de még ropogós nem lesz.

b) A tésztát és a zöldségeket leszűrjük, hideg vízzel leöblítjük. Tedd egy nagy tálba, és dobd fel a pestóval. Óvatosan beleforgatjuk a paradicsomot, az olajbogyót és a borsot. Díszítsük bazsalikommal, ha használunk.

60. Árpa és bab saláta

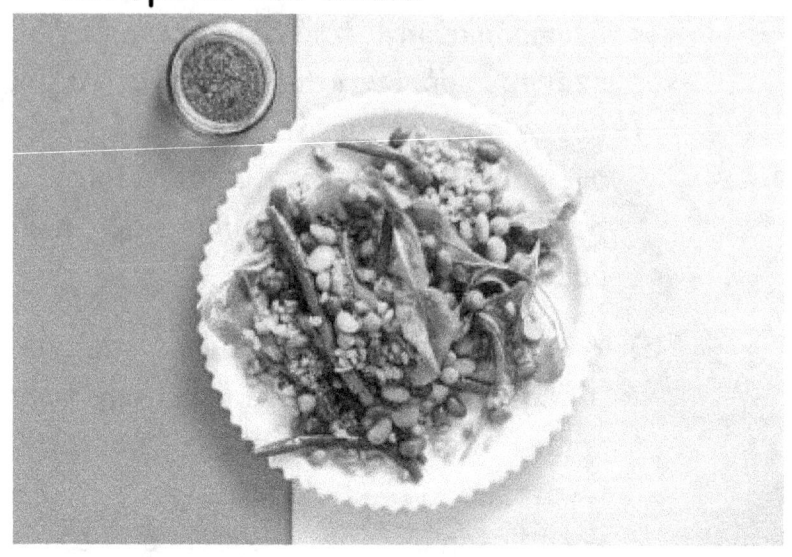

ÖSSZETEVŐK

- 1 csésze árpa
- 3 evőkanál olívaolaj
- 1 póréhagyma, csak fehér és világoszöld részek, vékonyra szeletelve
- $\frac{1}{2}$ vajtök, meghámozva és apróra vágva (kb. 2 csésze)
- $\frac{1}{4}$ csésze víz
- 3 evőkanál apróra vágott friss petrezselyem
- 1 doboz (15 uncia) sómentes feketebab, leöblítve és lecsepegtetve
- $\frac{1}{2}$ teáskanál só
- 2 evőkanál citromlé

a) Közben melegítsen fel 2 evőkanál olajat egy nagy, tapadásmentes serpenyőben, közepesen magas lángon. Adjuk hozzá a póréhagymát és a tököt, és addig főzzük, dobva vagy kevergetve, amíg kissé megpuhul és enyhén megpirul, körülbelül 10 percig. Adjuk hozzá a vizet és a petrezselyem felét, és főzzük 2-3 percig tovább. Tegye át a zöldségeket egy nagy tálba.

b) Adjuk hozzá az árpát, a fekete babot, a sót és a maradék 1 evőkanál olajat és a maradék petrezselymet. Keverjük össze. Adjunk hozzá fenyőmagot. Ízesítjük citromlével és borssal. Ízlés szerint citromhéjjal díszítjük.

61. Spenót saláta avokádóval

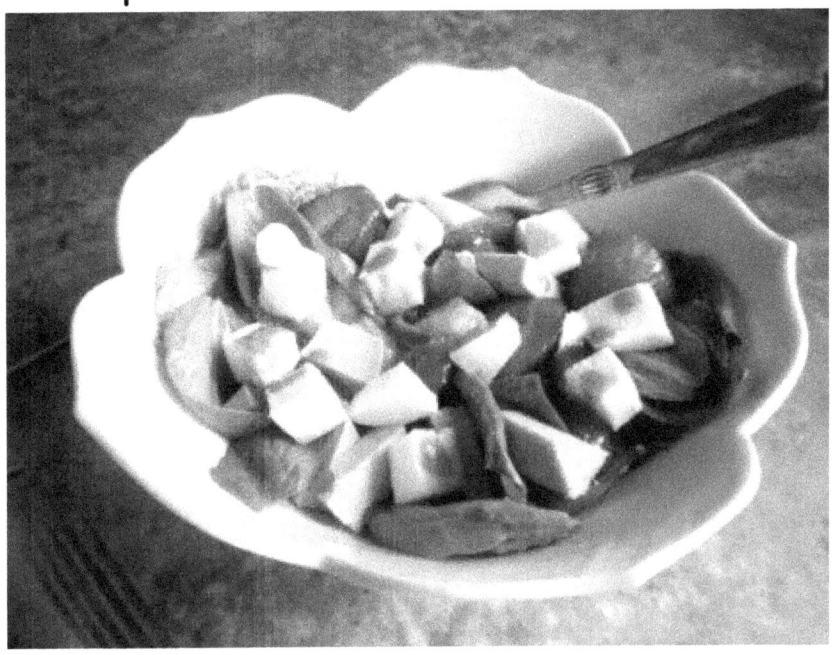

ÖSSZETEVŐK

- 2 csésze hámozott és szeletelt eper
- 2 evőkanál extra szűz olívaolaj
- 2 evőkanál méz
- 1 evőkanál balzsamecet
- ½ teáskanál só
- 1/8 teáskanál őrölt fekete bors
- 1 zacskó (6 uncia) bébispenót
- 1 közepes érett mangó
- 5 uncia friss mozzarella, apró kockákra vágva
- 3 evőkanál aprított mandula, pirítva

a) Tegyen ½ csésze epret, az olajat, a mézet és a balzsamecetet egy konyhai robotgépbe. Simára dolgozzuk. Egy salátástálba kaparjuk, és sózzuk, borsozzuk.

b) Adja hozzá a spenótot, a mangót és a maradék 1,5 csésze epret az öntethez, és jól keverje össze. A tetejére szórjuk a mozzarellát, az avokádót és a mandulát.

62. Francia lencse saláta

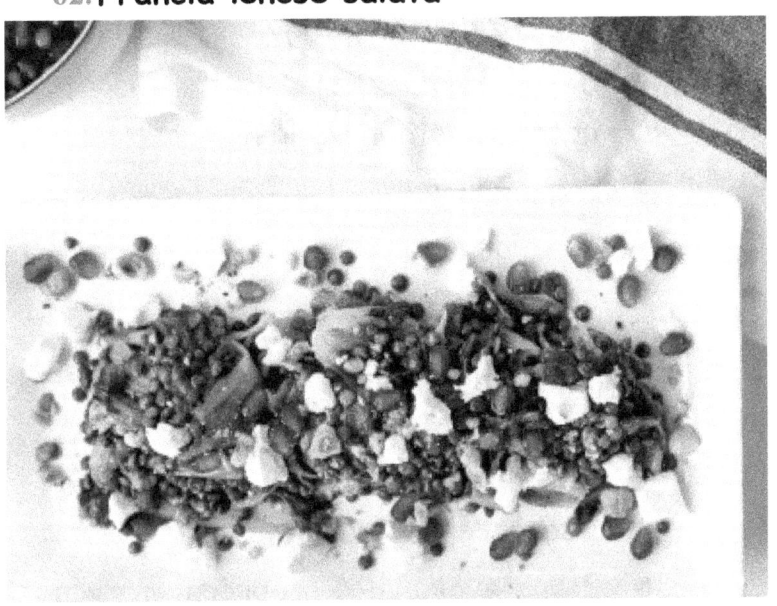

ÖSSZETEVŐK

- 1 csésze francia vagy barna lencse
- 3 csésze csökkentett nátriumtartalmú zöldségleves
- 2 babérlevél
- 2 gerezd egész fokhagyma, meghámozva
- 2 evőkanál vörösbor ecet
- ¼ teáskanál só
- ¼ teáskanál frissen őrölt fekete bors
- 1 sárgarépa, felaprítva
- 2 evőkanál apróra vágott petrezselyem
- 1 rönk (4 uncia) fűszerezett kecskesajt

a) A lencsét, a húslevest, a babérlevelet és a fokhagymát egy közepes edényben összekeverjük, és közepes-magas lángon felforraljuk. Amint a lencse eléri a forráspontot, csökkentse a hőt, hogy a keverék felforrjon. Fedjük le és pároljuk 25-30 percig, vagy amíg a lencse megpuhul. A felesleges húslevest lecsepegtetjük. Tegye félre a fokhagymagerezdeket. Dobja el a babérleveleket. A lencsét tálcára terítjük hűlni.

b) Keverje össze az olajat, az ecetet, a sót, a borsot és a fenntartott fokhagymagerezdeket egy salátástálban. A fokhagymát összetörve verjük simára. Adjuk hozzá a lencsét, a sárgarépát és a petrezselymet. Dobj fel két kabátot. A keveréket kanalazzuk 4 tányérra.

c) A sajtot 4 szeletre vágjuk. Feküdj laposan. Mindkét oldalát enyhén megszórjuk korianderrel. Tedd mikrohullámú sütőben használható edénybe. Mikrohullámú sütőben közepes fokozaton körülbelül 30 másodpercig, vagy csak addig, amíg a sajt fel nem melegszik. Mindegyik salátára tegyen egy darab sajtot.

63. Tojás salátatál

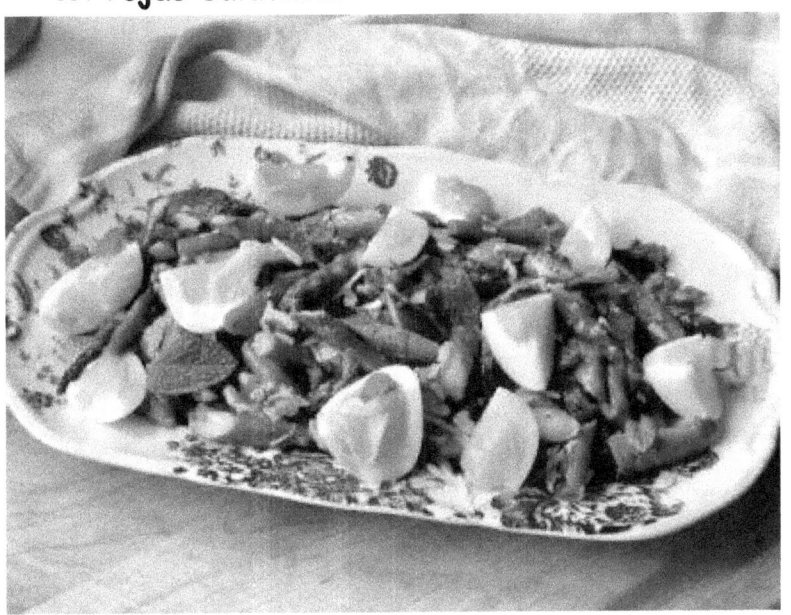

ÖSSZETEVŐK

- 6 nagy tojás keményre főzve és meghámozva (3 sárgáját kidobjuk)
- 3 ribizli zeller, apróra vágva
- ½ csésze hámozott, apróra vágott melegházi uborka
- 3 retek, apróra vágva
- 2 mogyoróhagyma vékonyra szeletelve, vagy ¼ csésze apróra vágott édes fehér hagyma
- 2 evőkanál apróra vágott friss kapor
- ½ teáskanál szemcsés mustár
- ½ teáskanál frissen őrölt fekete bors
- 1/8 teáskanál só Leveles saláta, tálaláshoz
- 2 nagy paradicsom, szeletekre vágva
- 8 Wasa ropogós kenyér, tálaláshoz

a) A tojásokat és a fehérjét durvára vágjuk, és egy közepes tálba tesszük. Adjuk hozzá a zellert, az uborkát, a retket, a mogyoróhagymát, a majonézt, a kaprot, a mustárt, a borsot és a sót, és jól keverjük össze.

b) A salátaleveleket tálra vagy tányérokra helyezzük. A tetejére halmozzuk a salátát, és körberakjuk paradicsomszeletekkel. Ropogós kenyerekkel tálaljuk.

64. Klasszikus görög garnélarák saláta

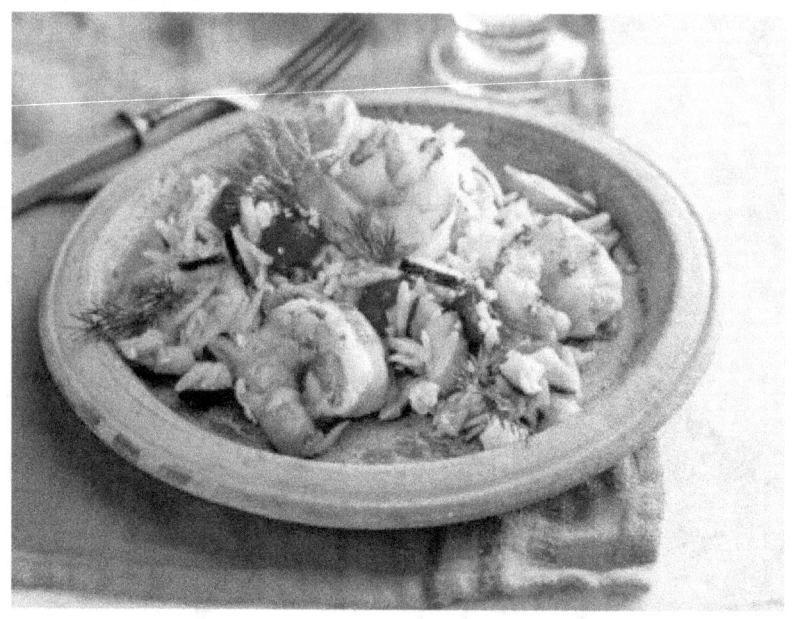

ÖSSZETEVŐK

- 2 evőkanál olívaolaj
- 1 evőkanál citromlé
- 1 evőkanál vörösbor ecet
- ½ teáskanál szárított oregánó, morzsolva
- ½ teáskanál frissen őrölt fekete bors
- 2 nagy piros paradicsom, kockákra vágva
- 1 doboz (15 uncia) csicseriborsó, leöblítve és lecsepegtetve
- 2 csésze hámozott, apróra vágott uborka
- ½ csésze vékonyra szeletelt vöröshagyma
- ½ csésze durvára vágott friss lapos petrezselyem
- 3/4 font hámozott főtt garnélarák, felengedve, ha fagyasztott
- 4 csésze tövis vegyes zöldek, például escarole és római saláta
- 2 uncia feta sajt, apróra vágva

a) Keverje össze az olajat, a citromlevet, az ecetet, az oregánót és a borsot egy nagy salátástálban, majd villával keverje össze.

b) Hozzáadjuk a paradicsomot, a csicseriborsót, az uborkát, a lilahagymát, a petrezselymet, az olajbogyót és a garnélarákot. Dobd össze, hogy jól elkeveredjen. Hagyja állni a salátát 15 percig, hogy az ízek összeérjenek.

c) Hozzáadjuk a zöldeket és a fetát, és újra összeforgatjuk.

65. Ünnepi pulykasaláta

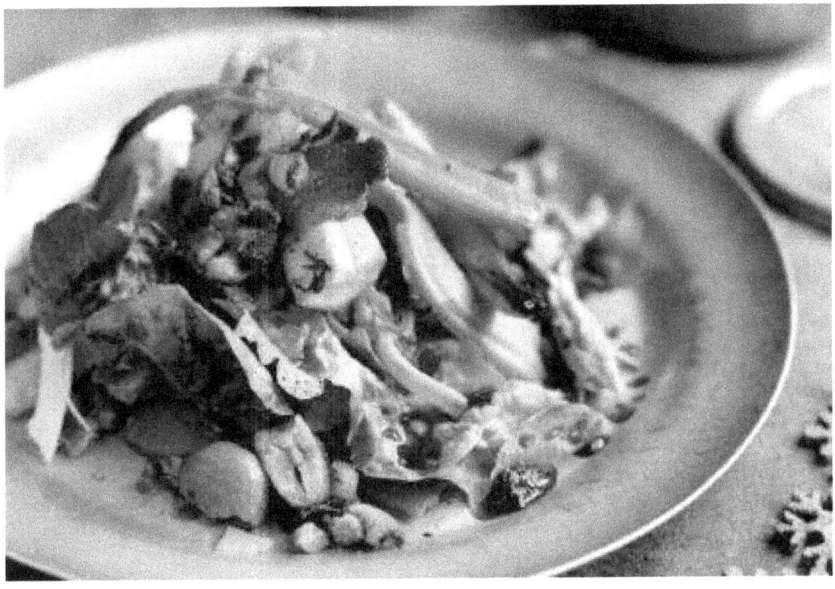

ÖSSZETEVŐK

- 1 1/2 csésze apróra vágott főtt pulykamell
- 1 csésze kockára vágott zeller
- 3 csésze nyers piros finom alma bőrrel
- 1/4 csésze durvára vágott pekándió
- 3 evőkanál. normál majonéz
- 1/2 csésze zselés áfonyaszósz
- 1/8 tk. paprika
- 1/8 tk. száraz mustár
- 1/8 tk. bors
- 1 evőkanál. ecet
- 2 evőkanál. növényi olaj

a) Keverje össze az első öt összetevőt egy nagy tálban. Jól keverjük össze. Fedjük le és alaposan hűtsük le. Tálaljuk áfonyás francia öntettel.

b) Öntet: Az öntet első négy hozzávalóját egy kis tálban összekeverjük, habverővel simára keverjük.

c) Fokozatosan adjunk hozzá ecetet az áfonyás keverékhez, felváltva olajjal, ecettel kezdve és befejezve. Minden hozzáadással jól keverjük össze.

66. Currys árpa és garnélarák saláta

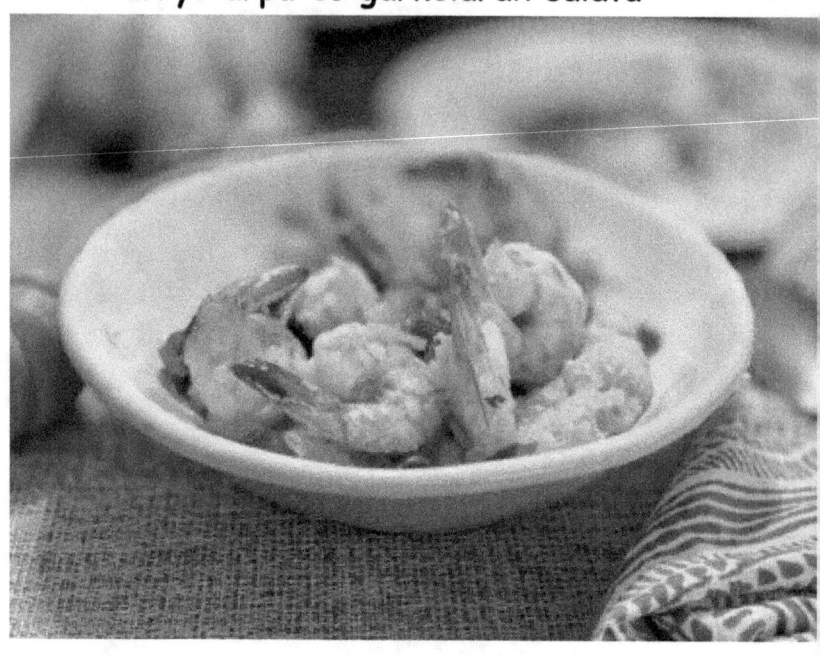

ÖSSZETEVŐK

- 1 csésze árpa
- 1 teáskanál curry por
- ½ teáskanál kurkuma 4 lime leve
- 1 evőkanál növényi olaj
- ½ jalapeño chili paprika kimagozva és apróra vágva
- 1 gerezd fokhagyma, felaprítva
- ¼ teáskanál só 1 font főtt garnélarák, meghámozva és kifejezve
- 2 paradicsom kimagozva és apróra vágva (kb. 1 ½ csésze)
- 1 zöld kaliforniai paprika kimagozva és apróra vágva
- 1 uborka meghámozva, kimagozva és apróra vágva
- 12 csésze baba zöldek
- ¼ csésze apróra vágott friss bazsalikom
- 2 uncia félpuha kecskesajt, morzsolva

a) Forraljon fel 3 csésze vizet egy nagy serpenyőben. Keverje hozzá az árpát, a curryt és a kurkumát. Fedjük le és csökkentsük a hőt alacsonyra. Körülbelül 45 percig főzzük, vagy amíg a víz felszívódik és az árpa megpuhul. Levesszük a tűzről, és fedő nélkül hagyjuk kicsit hűlni.

b) Közben egy nagy tálban keverjük össze a lime levét, olajat, chilipaprikát, fokhagymát és sót. Adjuk hozzá a garnélát, a paradicsomot, a kaliforniai paprikát, az uborkát és az árpát. Dobj fel két kabátot.

67. Penne à la Norma

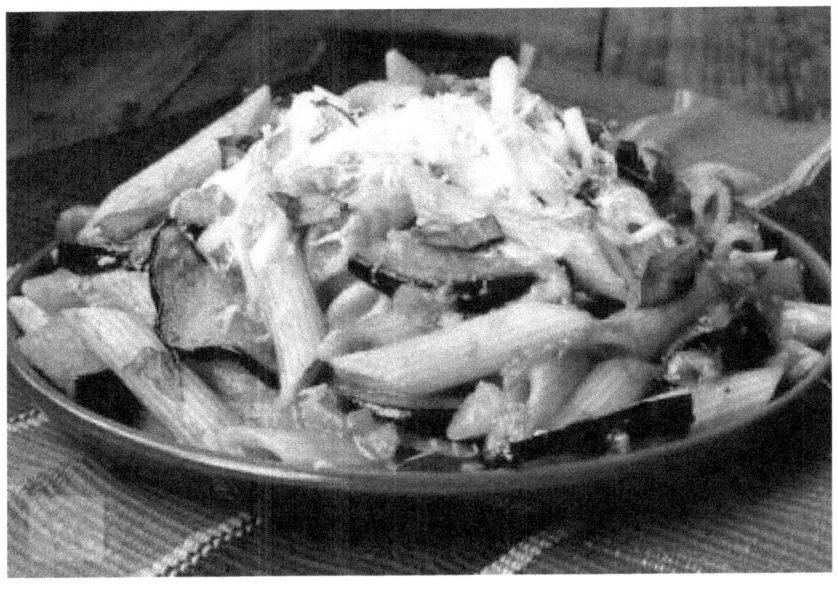

ÖSSZETEVŐK

- 1 padlizsán finomra szeletelve és negyedelve
- 1 1/2 evőkanál só
- 4 evőkanál extra szűz olívaolaj
- 1 csésze paradicsomszósz
- 150 g Loprofin Penne tészta
- 1/3 csésze alacsony fehérjetartalmú sajt
- 5 friss bazsalikom levél

a) A padlizsánt olívaolajon 2 részletben puhára és aranybarnára sütjük. Tedd félre és tartsd melegen.

b) Öntsük a paradicsomszószt egy serpenyőbe, és melegítsük át.

c) Közben főzzük meg a Loprofin Pennet a csomagoláson található utasítások szerint, csöpögtessük le, és tartalékoljunk a főzővíz egy részét.

d) Adjuk hozzá a tésztát a felforrósított paradicsomszószhoz. Ha a tészta kissé ragacsos, lazítsa meg a fenntartott főzővízzel.

e) Tegyük egy tálra, kanalazzuk rá a maradék szószt, és helyezzük rá a padlizsánt . A tetejére reszeljük a bazsalikomot, és megszórjuk az alacsony fehérjetartalmú sajttal.

68. GAZPACHO

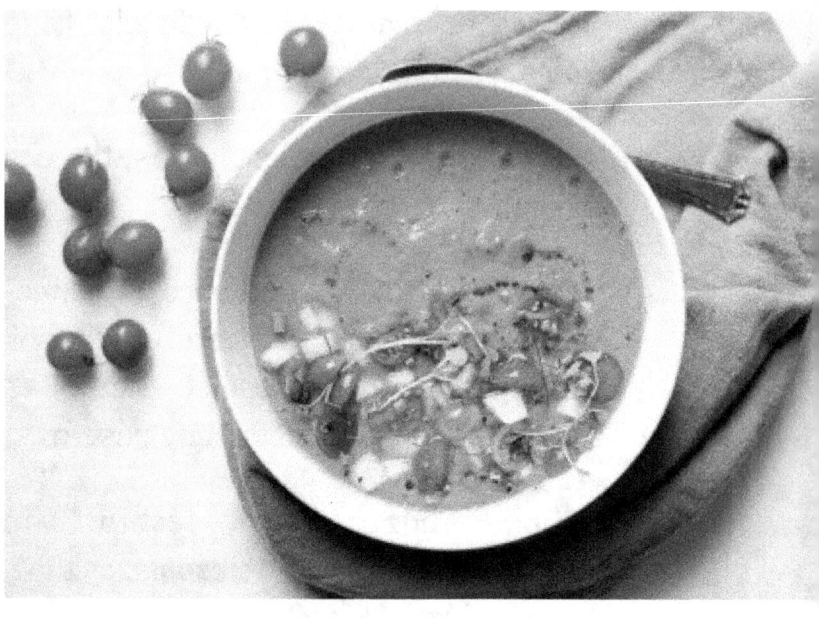

ÖSSZETEVŐK

- ½ uborka, kimagozva és meghámozva
- 400 g paradicsom apróra vágva
- 1 pirospaprika kimagozva és apróra vágva
- 2 gerezd fokhagyma, meghámozva és összetörve
- 1 tk köménypor
- 2 evőkanál ecet
- 40 g alacsony fehérjetartalmú kenyér, vízbe áztatva

a) Az összes hozzávalót egy turmixgépbe tesszük, és simára turmixoljuk.

b) Hűtsük le 20 percig, és tálaljuk.

69. PÁROLT VÖRÖS KÁPOSZTA

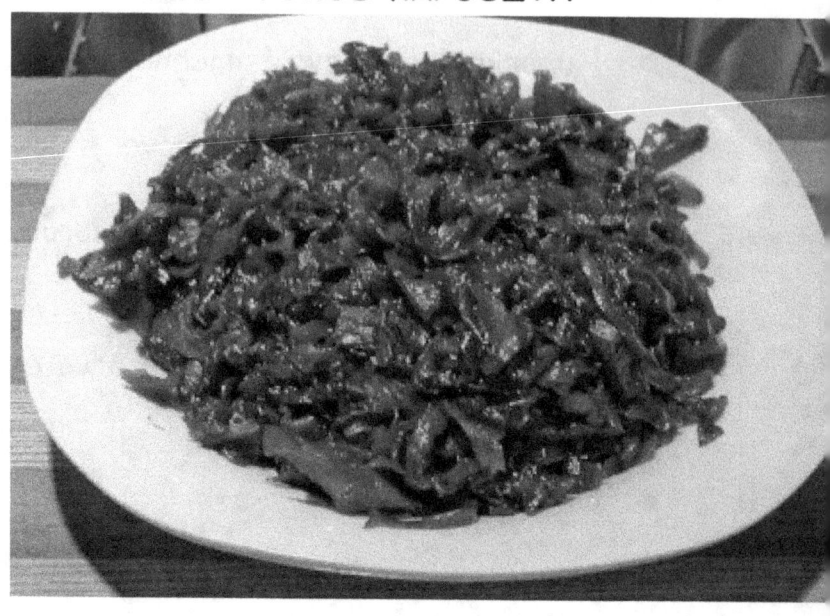

ÖSSZETEVŐK

- 40 g vaj
- 40 g barna cukor
- ½ vörös káposzta, finomra szeletelve
- 200 g zöldségalaplé
- 3 evőkanál almaecet
- ½ teáskanál fahéj
- 2 alma, meghámozva, kimagozva és felkockázva

a) A vajat és a cukrot egy serpenyőbe helyezzük közepes lángon, és addig keverjük, amíg a vaj fel nem olvad és a cukor feloldódik.

b) Adjuk hozzá a káposztát, és 5 percig pároljuk.

c) Öntsük fel az alaplével, az almaecettel és a fahéjjal, keverjük össze és főzzük 10 percig.

d) Adjuk hozzá az almát, és főzzük további 15 percig folyamatos keverés mellett, amíg az alaplé elfogy.

70. FRANCIA HAGYMALEVES

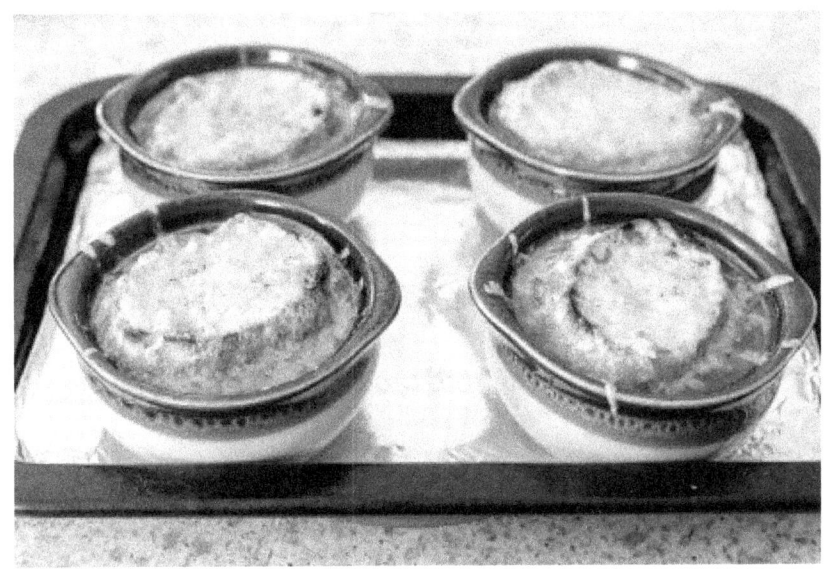

ÖSSZETEVŐK

- 30 g vaj
- 20 ml olaj
- 3 hagyma, meghámozva és apróra vágva
- 2 evőkanál sötétbarna cukor
- 500 ml zöldség alaplé
- 4 szelet alacsony fehérjetartalmú bagett
- 40 g érett cheddar ízű

a) Egy nagy serpenyőben közepes lángon hevítsük fel a vajat és az olajat.

b) Adjuk hozzá a hagymát, és főzzük körülbelül 10 percig, amíg megpuhul.

c) Adjuk hozzá a cukrot a hagymához, és keverjük körülbelül 5-10 percig, amíg sötétbarna nem lesz. Ez karamellizálja a hagymát.

d) Adjuk hozzá a zöldséglevet, és pároljuk 15-20 percig.

e) Öntsük a levest egy tűzálló tálba, és helyezzük rá a bagettszeleteket, hogy ellepje. A tetejére sajtot rakunk

f) Tedd a grill alá, nagy lángon, amíg a sajt megolvad.

BAROMFI

71. Csirke avokádó-narancs salsával

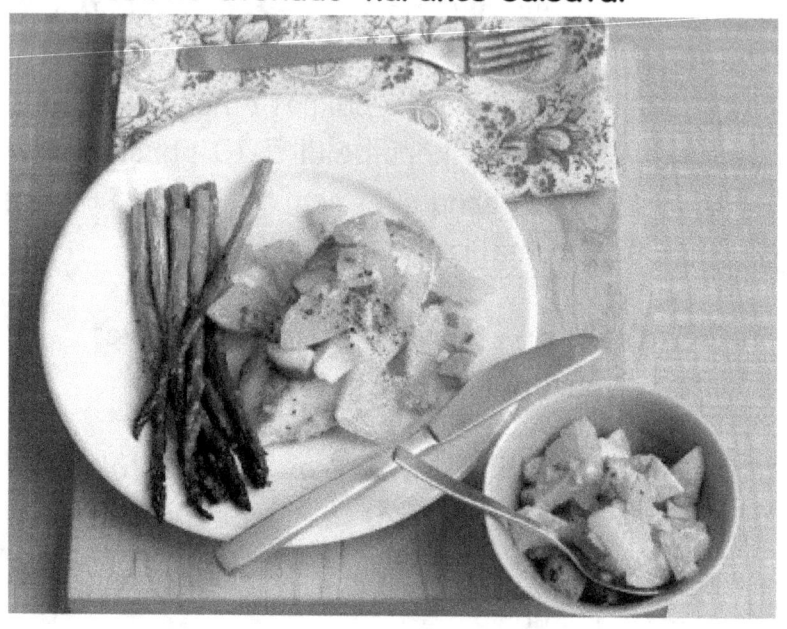

ÖSSZETEVŐK

- 4 csont nélküli, bőr nélküli csirkemell fél (1½ font)
- 4 csésze vizet
- ½ teáskanál + 1/8 teáskanál só
- 1 csésze mandarin narancs vízbe vagy saját lébe csomagolva
- 4 retek vékonyra szeletelve
- ¼ csésze apróra vágott friss bazsalikom + kiegészítő a díszítéshez

a) Egy nagy serpenyőben keverje össze a csirkét, a vizet és a ½ teáskanál sót. Fedjük le és nagy lángon enyhén forraljuk fel. Csökkentse a hőt, és hagyja főni 15 percig, vagy amíg a legvastagabb részbe helyezett hőmérő 165 °F-ot nem mutat.

b) Tegye a mandarin narancsszeleteket egy tálba. Adjuk hozzá az avokádót, a retket, a bazsalikomot és a maradék 1/8 teáskanál sót. Óvatosan keverjük össze.

c) A csirkemelleket lecsepegtetjük, a folyadékot kiöntjük. Hagyja hűlni 5 percig, majd vágja keresztben ½ hüvelykes szeletekre. Osszuk el a narancsos keveréket 4 tányérra, és tegyük mindegyikre a csirkeszeletek egynegyedét, a csirkét a narancsos keverékből öntsük le. Bazsalikom levelekkel díszítjük, ha használunk.

72. Csirke- és zöldségsauttel

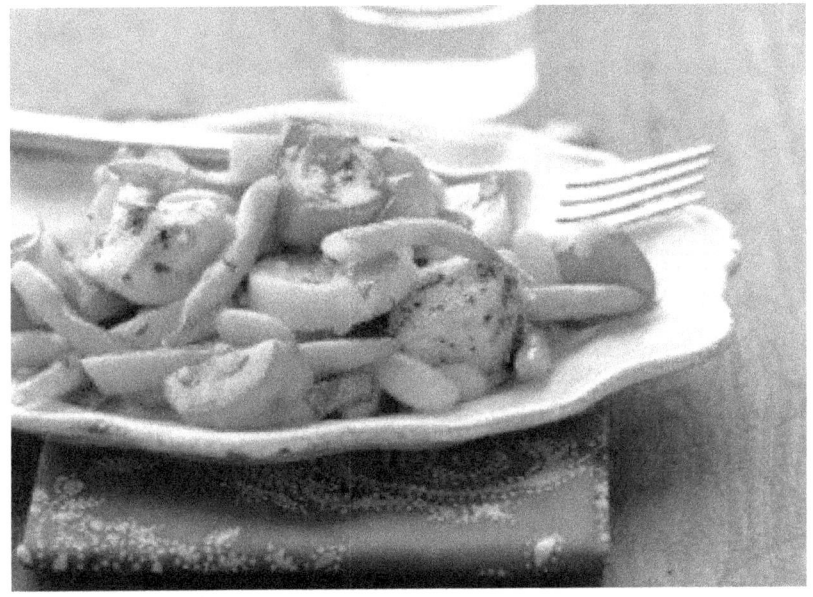

ÖSSZETEVŐK

- 1 tojás
- 1 evőkanál vizet
- ¼ csésze őrölt lenmag
- ¼ csésze univerzális liszt
- ½ teáskanál só
- 4 csont nélküli, bőr nélküli csirkemell
- 1 hagyma ½"-os szeletekre vágva
- 1 cukkini hosszában félbevágva és felszeletelve
- 2 csésze szőlő paradicsom, félbevágva
- 1 teáskanál szárított bazsalikom
- 2 csésze főtt teljes kiőrlésű kuszkusz

a) Helyezze a tojást és a vizet egy sekély edénybe, és keverje össze. Keverje össze a lenmagot, a lisztet és a sót egy másik sekély edényben. Mártsuk a csirkét a tojásos keverékbe, majd a lenmagos keverékbe. Helyezze a csirkét az előkészített lapra. Egyszer megforgatva süssük 15 percig, vagy amíg a közepébe helyezett hőmérő el nem éri a 160°F-ot.

b) Ezalatt vonjon be egy nagy tapadásmentes serpenyőt főzőpermettel, és melegítse fel az olajat közepesen magas lángon. Adjuk hozzá a hagymát és a cukkinit, és kevergetve főzzük 5 percig, vagy amíg jól megpirul. Adjuk hozzá a paradicsomot és a bazsalikomot, és főzzük 3 percig, vagy amíg megpuhul. Levesszük a tűzről. Facsarjuk rá a citromot a paradicsomos keverékre, és dobjuk bevonni.

73. Narancssárga csirke és brokkoli

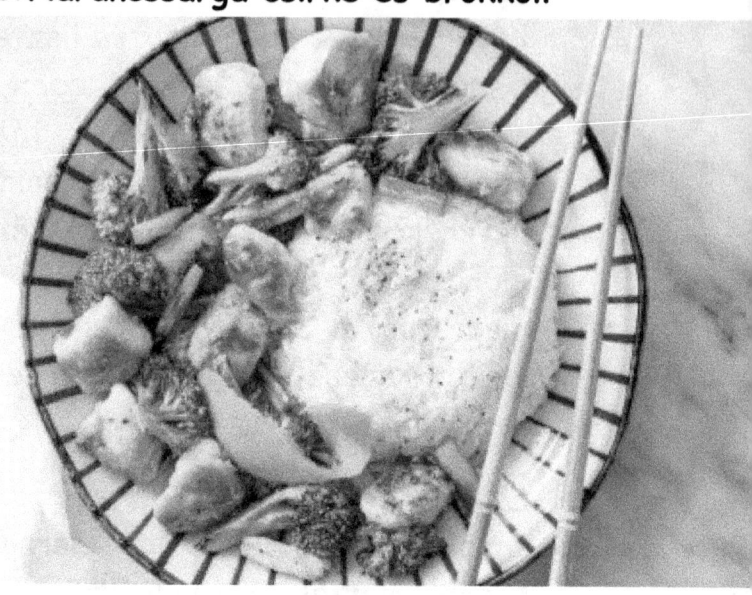

ÖSSZETEVŐK

- 2 csokor brokkoli
- ½ csésze narancslé
- 2 evőkanál csökkentett nátriumtartalmú szójaszósz
- 2 teáskanál kukoricakeményítő
- 2 evőkanál narancslekvár
- 1 ¼ font csirkeszelet
- 3 mogyoróhagyma, szeletelve
- 3 nagy gerezd fokhagyma, felaprítva
- 1 evőkanál darált friss gyömbér
- Csipetnyi pirospaprika pehely
- 1/3 csésze csökkentett nátriumtartalmú csirkehúsleves
- 1 piros kaliforniai paprika, vékonyra szeletelve

a) Keverje össze a narancslevet, a szójaszószt, a kukoricakeményítőt és a narancslekvárt egy kis tálban. Keverjük, amíg el nem keveredik.

b) melegítsük fel az olajat közepesen magas lángon. Hozzáadjuk a csirkét, és gyakran kevergetve főzzük 2-3 percig, vagy amíg megpuhul. Adjuk hozzá a mogyoróhagymát, a fokhagymát, a gyömbért és a pirospaprika pelyhet, és keverjük össze.

c) Adjuk hozzá a húslevest és a brokkolit a wokban lévő keverékhez, és mérsékeljük a hőt közepesre. Fedjük le és főzzük 2 percig. Keverjük össze a szószt, és a csirkével együtt adjuk a wokhoz. Folyamatos keverés mellett főzzük 1-2 percig .

74. Szecsuáni csirke és rizs

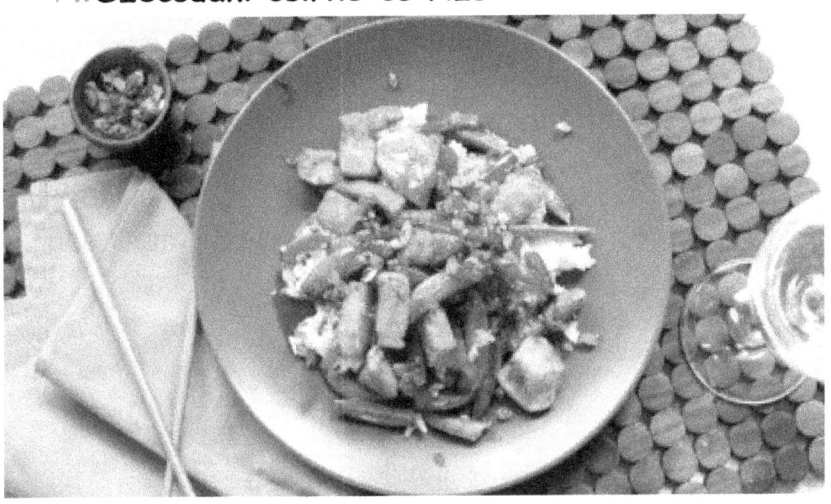

ÖSSZETEVŐK

- 1 teáskanál darált fokhagyma
- 1 teáskanál reszelt friss gyömbér
- ½ teáskanál citrom-bors fűszerezés
- ½ teáskanál zúzott édesköménymag
- Csipet őrölt szegfűszeg
- 1 kiló csirkeszelet
- 12 uncia bok choy
- ¼ csésze csirkehúsleves
- 1 evőkanál csökkentett nátriumtartalmú szójaszósz
- 2 2/3 csésze főtt barna rizs

a) Egy nagy tálban keverjük össze a fokhagymát, a gyömbért, a citrombors fűszerezést, az édesköménymagot és a szegfűszeget. Adjuk hozzá a csirkét.

b) Adja hozzá az olajat a serpenyőhöz, és forgassa meg, hogy bevonja a serpenyőt. Helyezze a csirkedarabokat a serpenyőbe, hogy elválasszon egymástól. Főzzük 1-2 percig, vagy amíg a csirke alja barnulni kezd. Fordítsa meg és süsse 1 percig tovább, amíg meg nem pirul.

c) Csökkentse a hőt közepesre. Adjuk hozzá a bok choy-t. Főzzük felforgatva körülbelül 2 percig, vagy amíg a bok choy levelei megfonnyadnak. Adjuk hozzá a húslevest és a szójaszószt. Majdnem felforraljuk. Csökkentse a hőt és párolja 2 percig.

75. Csirke körtével és dióval

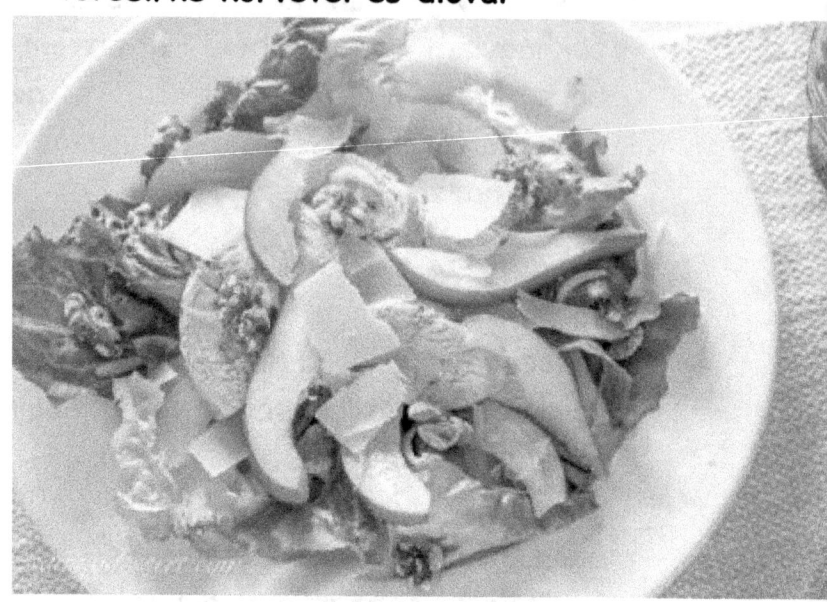

ÖSSZETEVŐK

- 2 evőkanál univerzális liszt
- $\frac{1}{2}$ teáskanál só
- $\frac{1}{4}$ teáskanál frissen őrölt fekete bors
- 2 nagy csont nélküli, bőr nélküli csirkemell
- 2 evőkanál repceolaj
- 1 nagy hagyma, karikákra vágva
- 2 közepes körte, félbevágva, kimagozva és felszeletelve
- 1 zacskó (6 uncia) bébispenót
- $\frac{1}{2}$ csésze almabor vagy almalé
- $1\frac{1}{2}$ teáskanál friss kakukkfű levél
- $\frac{1}{2}$ csésze morzsolt csökkentett zsírtartalmú kéksajt

a) Keverje össze a lisztet, sót és borsot egy sekély edényben. A csirkét beleforgatjuk a keverékbe, és félretesszük.

b) Melegítsünk fel 1 evőkanál olajat egy nagy, tapadásmentes serpenyőben közepes lángon. Adjuk hozzá a hagymát, és főzzük 5 percig, vagy amíg enyhén megpirul. Adjuk hozzá a körtét, és főzzük 3 percig, vagy amíg enyhén megpirul. Adjuk hozzá a spenótot, és főzzük 1 percig, vagy amíg megfonnyad. Helyezze a keveréket egy tálaló tányérra.

c) Főzzük a csirkét egyszer megfordítva 6-8 percig, vagy amíg meg nem pirul. Adjuk hozzá az almabort és a kakukkfüvet, és forraljuk fel.

d) Helyezzük a csirkét a spenótos keverékre, öntsük rá az almabor keveréket, és szórjuk meg a sajttal és a dióval.

76. Mexikói csirke tökmaggal

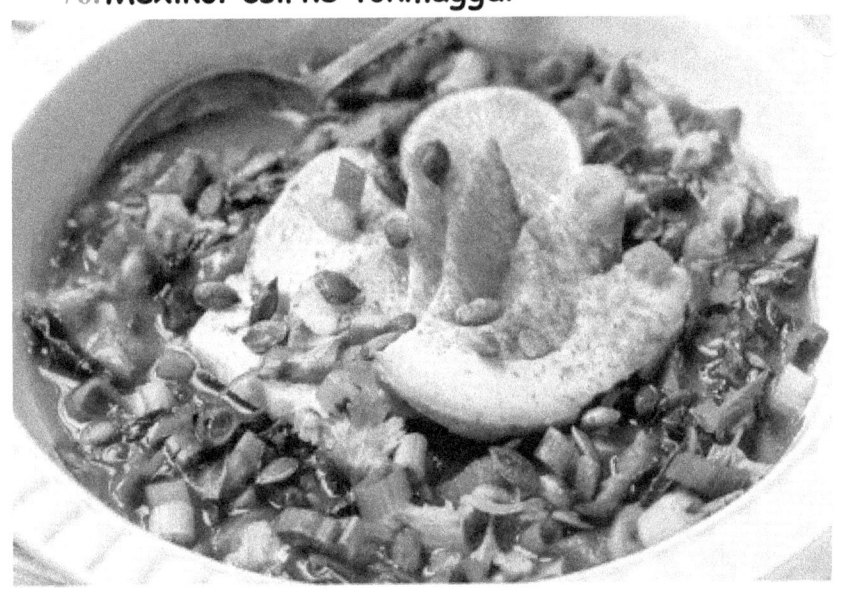

ÖSSZETEVŐK

- 2 teáskanál repceolaj
- ½ hagyma, apróra vágva
- ½ piros kaliforniai paprika, apróra vágva
- 1 teáskanál őrölt kömény
- 1 teáskanál apróra vágott friss oregánó
- ¼ teáskanál só
- 1 evőkanál liszt
- ¼ teáskanál frissen őrölt fekete bors
- 1 csésze csökkentett nátriumtartalmú csirkehúsleves
- 1 kiló csirkeszelet
- 3 csésze főtt vadrizs Friss koriander díszítéshez (opcionális)

a) Melegítse fel az olajat egy nagy, tapadásmentes serpenyőben közepesen magas lángon. Adjuk hozzá a hagymát, a kaliforniai paprikát, a köményt, az oregánót és a sót. Keverjük össze. Fedjük le, és közepes lángon, időnként megkeverve főzzük 3 percig, vagy amíg a zöldségek megpuhulnak.

b) Adjuk hozzá a lisztet és a fekete borsot. Keverjük össze, hogy a liszt alaposan bevonja a zöldségeket. Adjuk hozzá a húslevest, és főzzük állandó keverés mellett 2 percig, vagy amíg besűrűsödik. Adjuk hozzá a csirkét. Fedjük le és pároljuk 10 percig, vagy amíg a csirke megpuhul. Adjuk hozzá a tökmagot és keverjük a szószhoz.

77. Sült citromos csirke

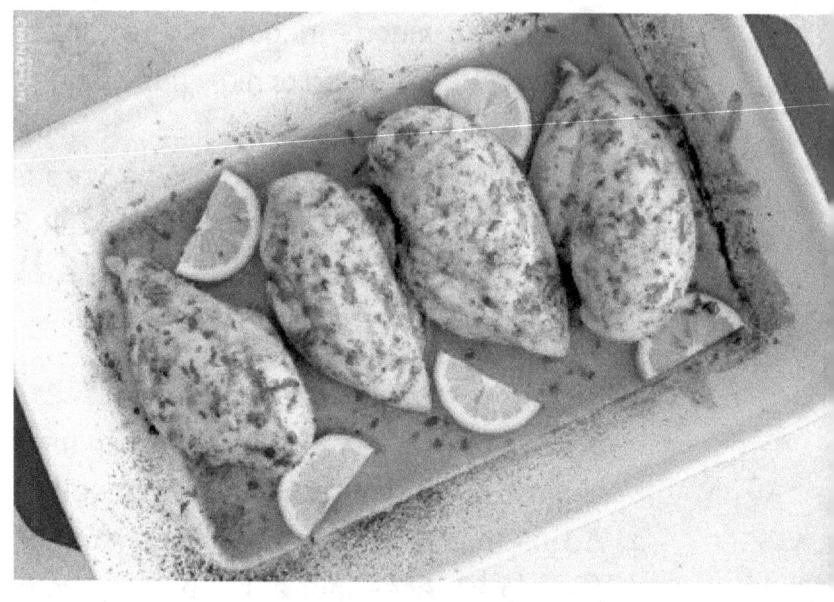

ÖSSZETEVŐK

- 1 evőkanál extra szűz olívaolaj
- 1 citrom reszelt héja és leve
- 1 evőkanál darált fokhagyma
- 1 teáskanál szárított oregánó
- ¼ teáskanál só
- 3/4 teáskanál őrölt fekete bors
- 3/4 teáskanál paprika
- 4 bőr nélküli csirkecomb vagy -comb,
- 1 közepes piros kaliforniai paprika
- 1 közepes narancssárga kaliforniai paprika
- 2 közepes Yukon aranyburgonya
- 1 közepes vöröshagyma, 8 szeletre vágva
- Apróra vágott friss menta vagy petrezselyem

a) Adjuk hozzá az olajat, a citromhéjat, a citromlevet, a fokhagymát, az oregánót, a sót, a fekete borsot és a paprikát.

b) Helyezze a csirkét a serpenyő egyik oldalára, a másikra pedig a paprikát, a burgonyát és a hagymát. Dobjuk bevonni a fűszerekkel.

c) 20 percig sütjük. Fordítsa meg a csirkét, és keverje össze a zöldségeket. További 20-25 percig sütjük

d) Helyezze a csirkét és a zöldségeket a tálaló tányérokra, és szórjon rá 10 olajbogyót minden adagra. Díszít

78. Parmezános csirke

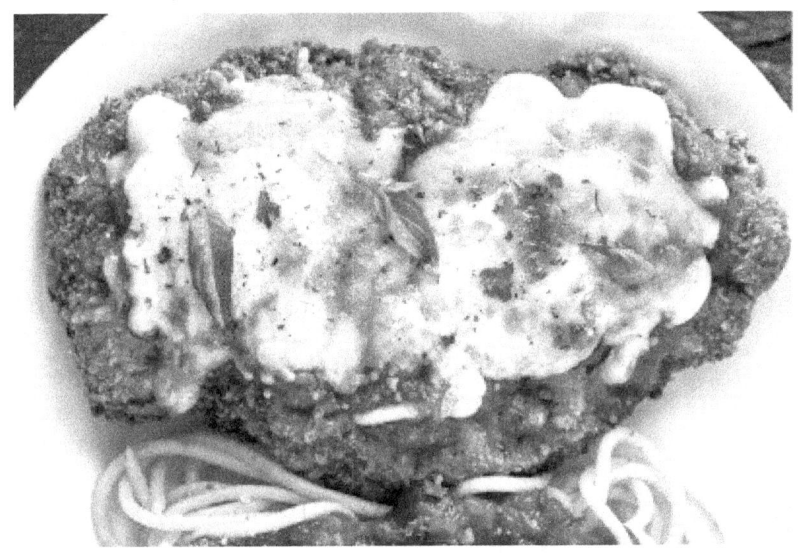

ÖSSZETEVŐK

- 1 tojás
- 1 evőkanál vizet
- $\frac{1}{4}$ csésze teljes kiőrlésű zsemlemorzsa
- $\frac{1}{2}$ teáskanál olasz fűszer
- 4 csirkeszelet (egyenként kb. 3 uncia)
- 2 csésze elkészített marinara szósz
- $\frac{1}{4}$ csésze sovány mozzarella sajt

a) Melegítse elő a sütőt 425 °F-ra. Egy tepsit bevonunk főzőpermettel.

b) A tojást egy sekély edényben felverjük a vízzel. Keverje össze a fenyőmagot, a zsemlemorzsát és a fűszereket egy másik sekély edényben. Mártsuk a csirkét a tojásba, majd a diós keverékbe. Helyezze a csirkét az előkészített tepsire.

c) 10 percig sütjük. Fordítsa meg a csirkét, és tegyen rá $\frac{1}{2}$ csésze marinara szószt és egy kis sajtot. Süssük 5-10 percig tovább, vagy amíg a sajt elolvad, és a csirke megpuhul.

79. Töltött csirke rolád

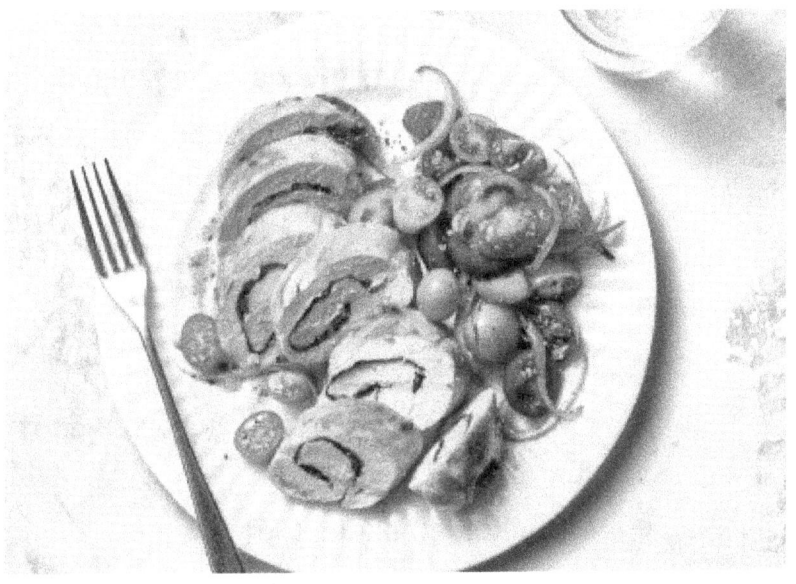

ÖSSZETEVŐK

- 4 uncia többszemű spagetti főzve
- $\frac{1}{4}$ csésze finomra vágott hagyma
- 1 gerezd fokhagyma, felaprítva
- $\frac{1}{4}$ teáskanál pirospaprika pehely
- 2 teáskanál olívaolaj
- $\frac{1}{4}$ csésze reszelve
- parmezán sajt
- 1 csomag fagyasztott apróra vágott spenót
- 4 csirkemell szelet, áttörve
- 2 evőkanál darált aszalt paradicsom
- $\frac{1}{2}$ csésze alacsony nátriumtartalmú csirkehúsleves

a) 1 teáskanál olajon 30 másodpercig főzzük a hagymát, fokhagymát és paprikapelyhet. Keverje össze a hagymás keveréket, a parmezánt és a spenótot egy kis tálban.

b) A paradicsom és a spenót keverékből egyenlő mennyiséget kenjünk a szeletekre. Óvatosan tekerje fel az egyes szeleteket.

c) Adjuk hozzá a maradék olajat a serpenyőbe, és állítsuk közepes lángon. Adjuk hozzá a csirkét, és főzzük körülbelül 10 percig. Adjuk hozzá a húslevest. Fedjük le, és lassú tűzön főzzük körülbelül 7 percig.

d) Forraljuk fel a maradék levet a serpenyőben körülbelül 5 percig, vagy amíg felére csökken. Dobd a tésztát és a diót a serpenyőben lévő lében.

80. Zesty Turkey Chili

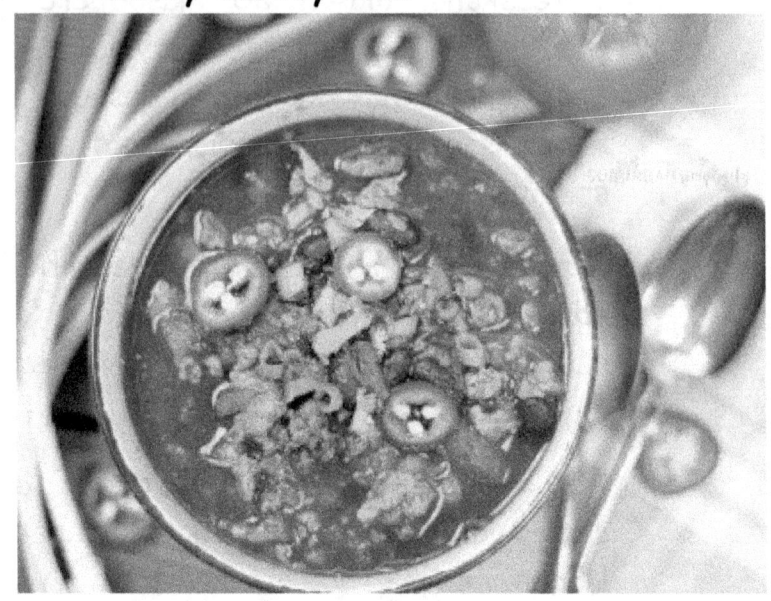

ÖSSZETEVŐK

- 2 kiló sovány őrölt pulykamell
- 1 nagy hagyma, apróra vágva
- 2 piros vagy sárga kaliforniai paprika apróra vágva
- 4 nagy gerezd fokhagyma, felaprítva
- 3 evőkanál paradicsompüré
- 2 evőkanál chili por
- 1 evőkanál őrölt kömény
- 1 teáskanál szárított oregánó
- 1 teáskanál só
- 1 nagy édesburgonya
- 1 doboz (28 uncia) felkockázott paradicsom
- 1 doboz (14 uncia) csirkeleves
- 2 doboz vegyes bab
- 1 cukkini, apróra vágva

a) Főzzük a pulykát, a hagymát és a kaliforniai paprikát gyakran kevergetve 8 percig. Adjuk hozzá a fokhagymát, a paradicsompürét, a chiliport, a köményt, az oregánót és a sót. Folyamatos kevergetés mellett 1 percig főzzük.

b) Adjuk hozzá az édesburgonyát, a kockára vágott paradicsomot, a csirkelevest és a chili paprikát, ha használunk. Felforral.

c) Belekeverjük a babot és a cukkinit. Vissza a sim-hez. Lefedve pároljuk még 30 percig, időnként megkeverve, vagy amíg az ízek jól össze nem keverednek és a zöldségek megpuhulnak.

HALAK ÉS TEnger gyümölcsei

81. Lazac hóborsóval

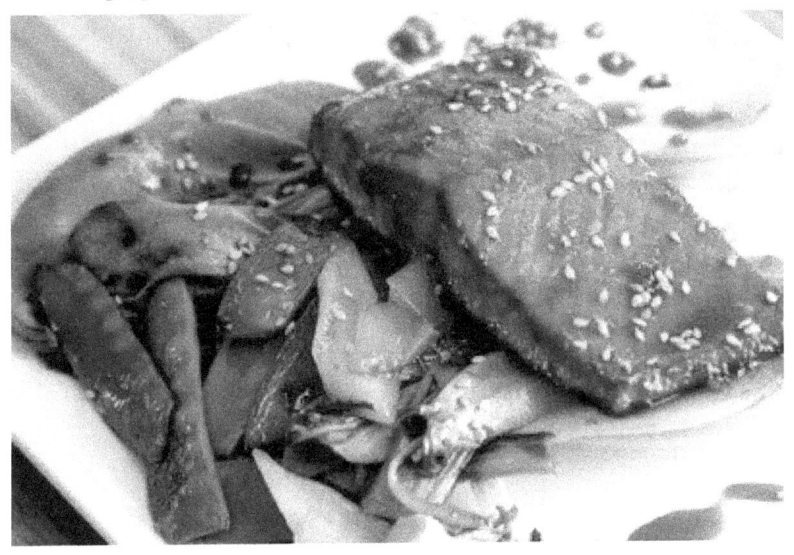

ÖSSZETEVŐK

- 4 bőr nélküli lazacfilé
- 1 teáskanál reszelt friss gyömbér
- 1 gerezd fokhagyma, felaprítva
- 1 evőkanál frissen facsart lime lé
- 2 teáskanál csökkentett nátriumtartalmú szójaszósz
- 1 teáskanál pirított szezámolaj
- 2 medvehagyma, vékonyra szeletelve
- 1 font hóborsó, vágva

a) A filét bedörzsöljük a gyömbérrel és a fokhagymával. Kenjen be egy párolókosarat főzőpermettel, és rendezze el a filét a kosárban.

b) Forraljunk fel 2 hüvelyk vizet egy serpenyőben. Helyezze a párolókosarat a serpenyőbe, és fedje le. 8 percig főzzük.

c) Közben egy kis tálban keverjük össze a lime levét, a szójaszószt, a szezámolajat és a mogyoróhagymát. Félretesz, mellőz.

d) Miután a lazac 8 percig főtt, tegyük rá a hóborsót, és fedjük le. Főzzük még körülbelül 4 percig, vagy amíg a lazac átlátszatlan és a hóborsó ropogós-puha nem lesz.

e) A hóborsóból 4 tányérra ágyat készítünk, a tetejére lazacot szórunk, az olajbogyó egynegyedét szórjuk rá minden adagra, és öntsük le a fenntartott szósszal.

82. Cukkinis töltött talp

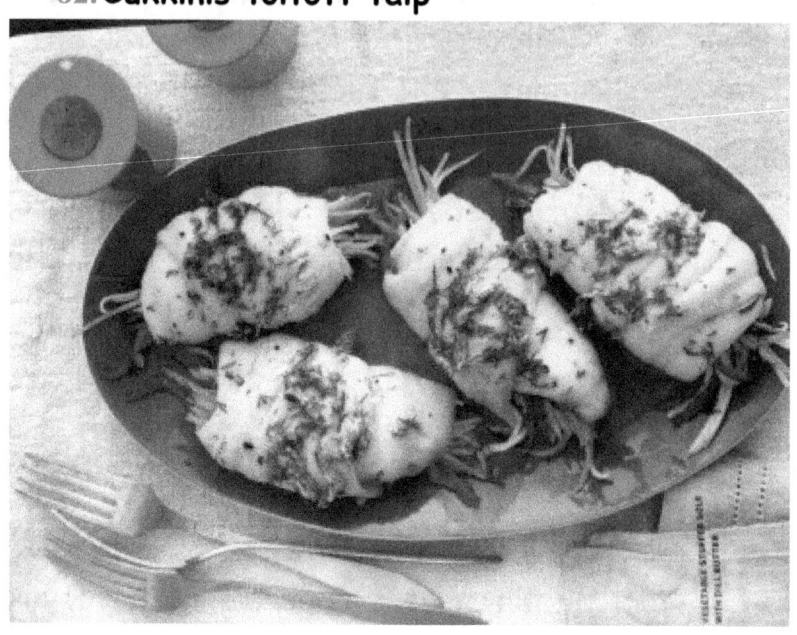

ÖSSZETEVŐK

- 2 teáskanál extra szűz olívaolaj
- 1 csésze vékonyra szeletelt cukkini
- 1 gerezd fokhagyma apróra vágva
- 1 teáskanál só és bors
- 1 kilós talpfilé
- $\frac{1}{4}$ csésze száraz fehérbor, ill
- 2 evőkanál zöldségleves
- 1 evőkanál vaj
- $\frac{1}{2}$ teáskanál citromhéj és -lé
- 1 teáskanál finomra vágott friss petrezselyem

a) Adjuk hozzá a cukkinit és a fokhagymát az olajhoz. Folyamatosan keverjük 2-3 percig. sóval, borssal ízesítjük.

b) Helyezzen minden filét egy sima felületre, és egyenletesen terítse el a tökkeverék $\frac{1}{4}$-ét a tetején, hagyva mindkét végén $\frac{1}{2}$ hüvelykes margót. A filét hengerré tekerjük, és facsákóval rögzítjük.

c) Adjuk hozzá a maradék teáskanál olajat a serpenyőbe, és tegyük közepes lángon. Add hozzá a haltekercseket, varrás oldalukkal felfelé. 2 percig főzzük. Adjuk hozzá a bort vagy a citromlé-leves keveréket. Csökkentse a hőt közepesen alacsonyra, fedje le, és főzze 5 percig tovább, vagy amíg a hal villával könnyen fel nem válik.

83. Sült lepényhal articsókával

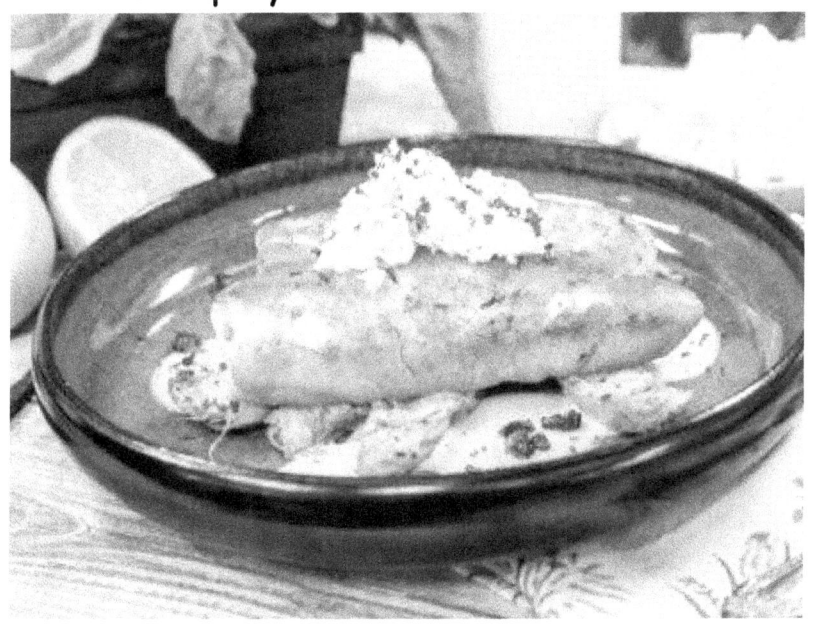

ÖSSZETEVŐK

- 2 nagy vöröshagyma $\frac{1}{4}$"-os szeletekre vágva
- 1 csomag articsóka szív
- 1 csésze kis koktél vagy szőlő paradicsom
- 2 evőkanál apróra vágott petrezselyem
- 1 teáskanál frissen reszelt narancshéj
- 1 gerezd fokhagyma, felaprítva
- 4 bőr nélküli lepényhal filé

a) Keverje össze a hagymát és az olajat egy 13" x 9"-es tepsiben. Feldobjuk, majd egyenletes rétegben elosztjuk.

b) Süssük a hagymát körülbelül 35 percig, vagy amíg nagyon puha nem lesz. Vegyük ki a sütőből, és keverjük hozzá az articsókát és a paradicsomot.

c) Egy kis tálban összekeverjük a petrezselymet, a narancshéjat és a fokhagymát. Félretesz, mellőz.

d) Növelje a sütő hőmérsékletét 450 °F-ra. Tolja a zöldségeket az edény egyik oldalára, és tegye bele a lepényhalat, egyenletesen elrendezve a serpenyőben. A zöldségeket rákanalazzuk a halra, és megszórjuk petrezselymes keverékkel.

e) Tegyük vissza a tepsit a sütőbe, és addig sütjük, amíg a hal villával könnyen fel nem válik

84. Sült tőkehal édesköményével

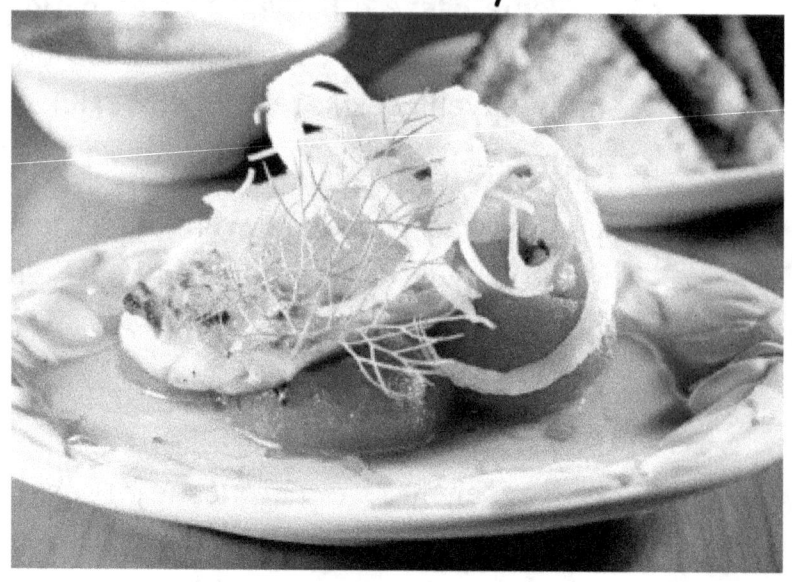

ÖSSZETEVŐK

- 1½ font tőkehalfilé, 4 részre vágva
- 2 csokor édeskömény (3/4 font), vágva, félbevágva és nagyon vékonyra szeletelve keresztben
- 2 evőkanál apróra vágott édesköménylevél
- 1/3 csésze kimagozott kalamata olajbogyó, félbevágva
- 1 csésze egész friss petrezselyemlevél, szárát eltávolítva
- 1½ teáskanál citromlé
- 1½ teáskanál olívaolaj
- 1/8 teáskanál só

a) Melegítsük elő a sütőt 400°F-ra. Egy tűzálló serpenyőt vonjunk be főzőpermettel.

b) Minden filére kanalazunk 1 evőkanál pestót. Az előkészített serpenyőbe helyezzük úgy, hogy közben legyen hely. Süssük 9 percig, vagy amíg a hal könnyen pelyhesedik. Vegye ki a sütőből.

c) Közben egy nagy tálban keverje össze a szeletelt édesköményt és a leveleket, az olajbogyót, a petrezselymet, a citromlevet, az olajat és a sót. Dobjunk két keveréket.

d) Osszuk el a salátát 4 tányérra, és tegyük mindegyik tetejére halat.

85. Párolt tilápia pestoval

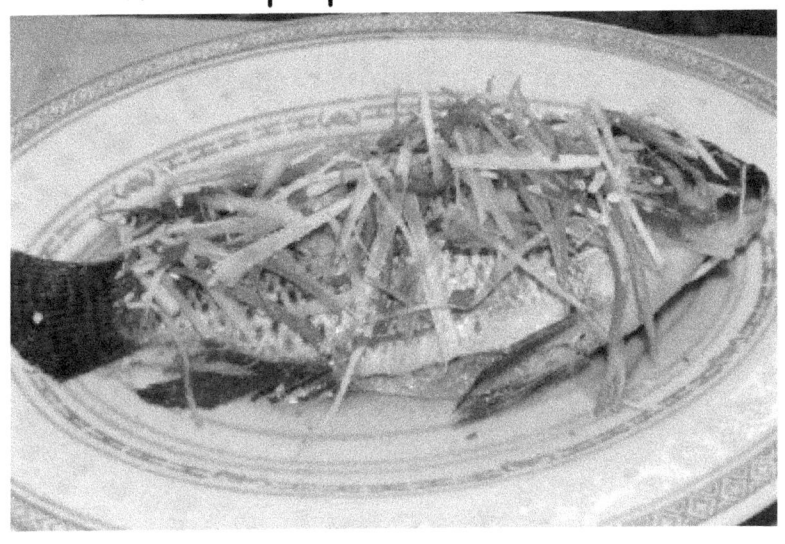

ÖSSZETEVŐK

- 6 csésze bébispenót
- 1 piros kaliforniai paprika, vékonyra szeletelve
- 4 tilápia filé
- ½ teáskanál só
- ¼ teáskanál frissen őrölt fekete bors

a) Melegítse elő a sütőt 450°F-ra. Kenje be négy 12" x 20" fólialap egyik oldalát főzőpermettel.

b) Minden fólialap felső felében $1\frac{1}{2}$ csésze spenót, egynegyed kaliforniai paprika és 1 tilápia filé. Megszórjuk sóval és fekete borssal. Minden fólialap másik felét hajtsa rá a töltelékre, és a széleit préselje össze, hogy szorosan zárjon.

c) Rendezzük el a csomagokat egy nagy tepsiben. 10-12 percig sütjük, vagy amíg a csomagok fel nem puffadnak. Tegye át minden csomagot egy tálaló tányérra. Óvatosan vágja le mindegyik tetejét, hogy a gőz távozhasson. Egy perc múlva húzzuk le a fóliát, hogy felfedje a halat. Győződjön meg arról, hogy a hal villával történő teszteléskor könnyen lepel.

d) Tálalás előtt minden adagot megkenünk 1 evőkanál pestóval.

86. Fokhagymás garnélarák

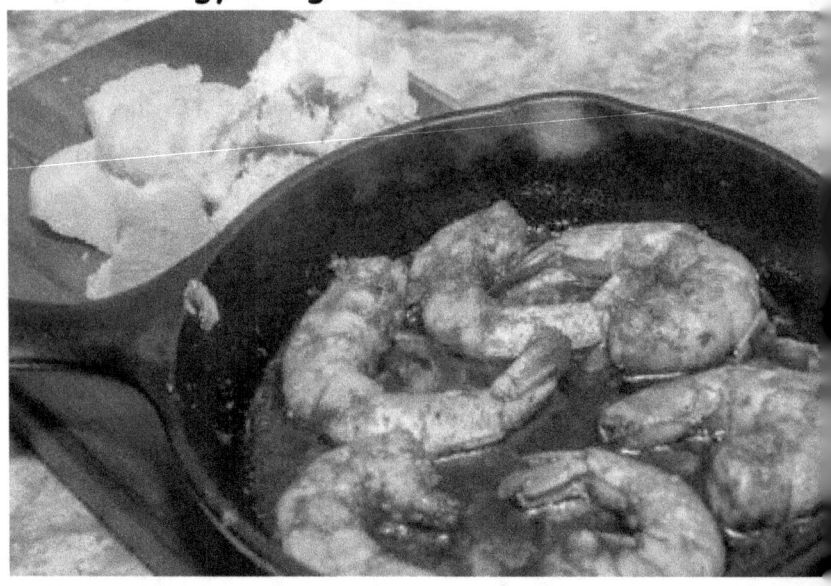

ÖSSZETEVŐK

- 2 piros kaliforniai paprika vékony csíkokra vágva
- $\frac{1}{2}$ mag nélküli uborka
- $\frac{1}{4}$ teáskanál só
- 4 nagy gerezd fokhagyma, felaprítva
- 1 font hámozott és kivágott garnélarák
- 1 evőkanál füstölt paprika
- $\frac{1}{2}$ teáskanál frissen őrölt fekete bors
- 2 evőkanál citromlé

a) Adjuk hozzá a kaliforniai paprikát az olajhoz , fedjük le, és főzzük gyakran kevergetve körülbelül 5 percig, vagy amíg megpuhul. Adjuk hozzá az uborkát és 1/8 teáskanál sót, fedjük le, és főzzük gyakran kevergetve 3 percig, vagy amíg megpuhul és áttetszővé válik. Tedd át a zöldségeket egy tálba. Fedjük le, hogy melegen tartsuk.

b) Keverje össze a fokhagymát és a maradék 3 evőkanál olajat ugyanabban a serpenyőben közepes lángon. Főzzük keverés közben körülbelül 1 percig, vagy amíg illatos lesz.

c) Keverje hozzá a garnélarákot, és szórja meg a paprikával, fekete borssal és a maradék 1/8 teáskanál sóval. Főzzük gyakran kevergetve 5-7 percig .

d) Adja hozzá a sherryt, ha használ, és a citromlevet. Keverés közben főzzük 1 percig, vagy amíg a serpenyőben lévő lé pezsgő és besűrűsödik. A garnélarákot a zöldségekre tálaljuk.

87. Jamaicai stílusú fésűkagyló

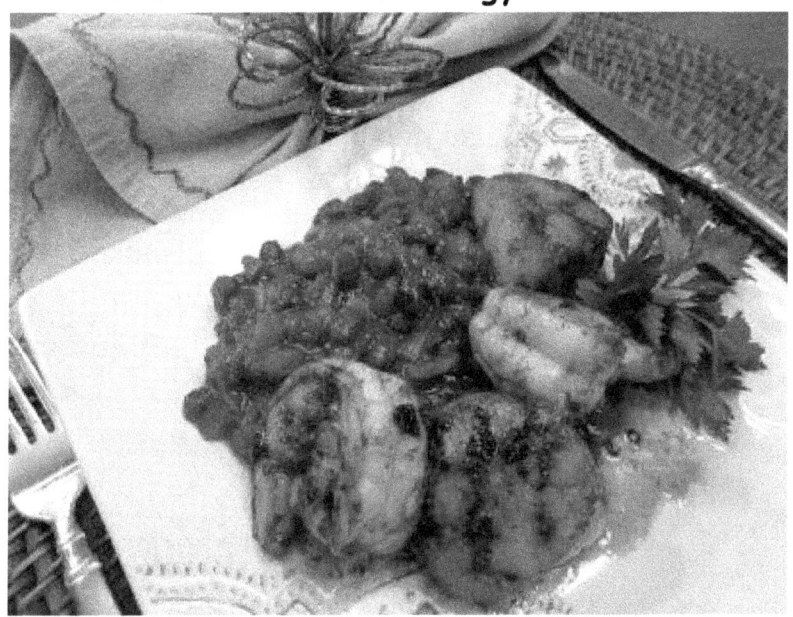

ÖSSZETEVŐK

- 16 tengeri kagyló
- 1 teáskanál karibi jerk fűszer
- 1 doboz só nélküli feketebab
- 1 paradicsom
- 1 mangó meghámozva és felkockázva
- $\frac{1}{2}$ vöröshagyma, apróra vágva
- 1 kis jalapeño chili paprika
- 2 evőkanál limelé
- 2 evőkanál repceolaj
- 1 evőkanál apróra vágott koriander
- $\frac{1}{4}$ teáskanál őrölt kömény
- 1/8 teáskanál só és fekete bors
- 4 lime ék

a) Keverje össze a babot, a paradicsomot, a kaliforniai paprikát, a mangót, a hagymát, a jalapeño paprikát, a lime levét, 1 evőkanál repceolajat, a koriandert, a köményt, a sót és a borsot ízlés szerint egy közepes tálban, jól keverje össze. Könnyen keverhető ízek.

b) Közben melegíts fel egy serpenyőt közepesen magas lángon. Adjuk hozzá a maradék evőkanál olajat és melegítsük 1 percig. Adja hozzá a kagylót a serpenyőbe. Mindkét oldalát 1-2 percig sütjük, amíg jól megpirul, a közepe pedig átlátszatlan nem lesz. Tányérra szedjük.

88. Lemon Linguine fésűkagylóval

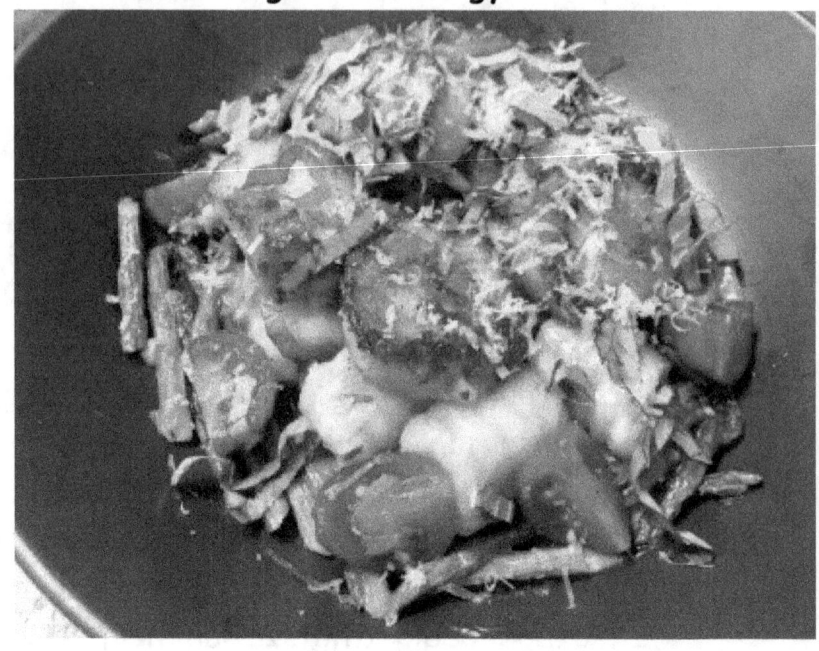

ÖSSZETEVŐK

- 1 csokor spárga
- 8 uncia többszemű linguine
- 16 tengeri kagyló
- $\frac{1}{4}$ teáskanál só
- 2 teáskanál olívaolaj
- 2 evőkanál citromlé

a) Forraljunk fel 3 liter vizet egy nagy fazékban. Adjuk hozzá a spárgát, és főzzük 1 percig, vagy amíg élénkzöld és ropogós nem lesz. Fogóval kivesszük, hideg vízben leöblítjük, majd félretesszük.

b) Ugyanabban az edényben főzzük a linguine-t körülbelül 10 percig, vagy amíg al dente nem lesz.

c) Közben fűszerezzük a tengeri herkentyűket ízlés szerint borssal és 1/8 teáskanál sóval. Melegíts fel egy nagy serpenyőt közepesen magas lángon. Adja hozzá az olajat a serpenyőhöz. A tengeri herkentyűket mindkét oldalukon 1-2 percig sütjük, amíg jól megpirul, a közepe pedig átlátszatlan. Vegye ki és tegye félre.

d) Ugyanabban a serpenyőben keverje össze a citromlevet, a citromhéjat, $\frac{1}{4}$ csésze vizet és a maradék 1/8 teáskanál sót.

e) A tésztát leszűrjük, és a spárgával, az apróra vágott bazsalikommal, a dióval és a citromlével összeforgatjuk.

VEGETÁRIÁNUS

89. Tofu Stir-Fry

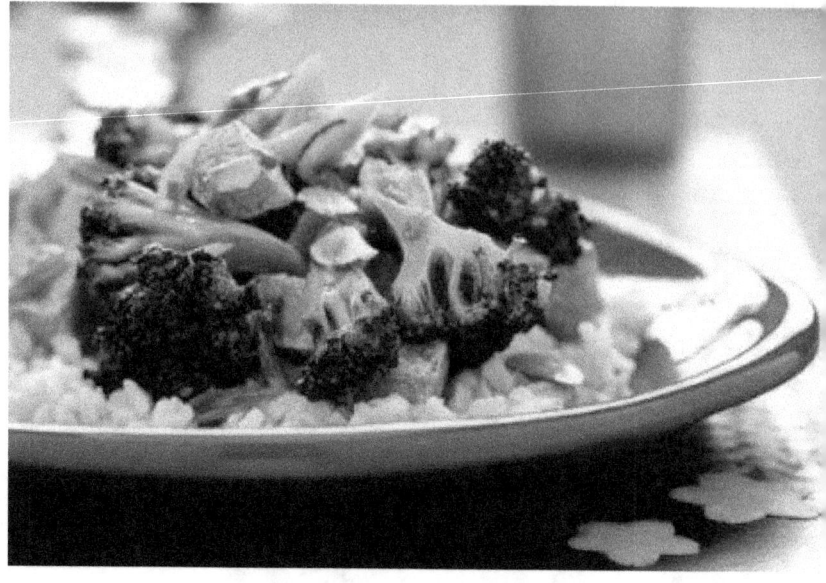

ÖSSZETEVŐK

- 1 csomag (16 uncia) kemény tofu
- 4 csésze brokkoli rózsa
- 2 teáskanál szezámolaj
- 2 teáskanál repceolaj
- 1 csokor vöröshagyma, vékonyra szeletelve
- 1 evőkanál darált fokhagyma
- 1 kis jalapeño chili paprika, félbevágva, kimagozva és apróra vágva (kezeléskor viseljen műanyag kesztyűt)
- $3\frac{1}{2}$ teáskanál szójaszósz

a) Amíg a tofu lefolyik, enyhén párold meg a brokkolit körülbelül 5 percig, vagy amíg ropogós nem lesz. Félretesz, mellőz.

b) Egy wokot vagy egy nagy serpenyőt vonjunk be főzőpermettel. Erős lángon 1 percig tesszük. Mindegyik olajból adjunk hozzá 1 teáskanálnyit. Amikor forró, hozzáadjuk a tofut, és folyamatos keverés mellett kb. 5 percig pirítjuk. Tedd át egy sekély tálba.

c) Adja hozzá a maradék 2 teáskanál olajat a wokhoz, majd a mogyoróhagymát, a fokhagymát, a borsot és a brokkolit. Közepes-magas lángon kevergetve 2 percig sütjük. Keverje hozzá a szójaszószt, a mandulát és a tofut. Óvatosan összeforgatjuk.

90. Kókuszos currys tofu

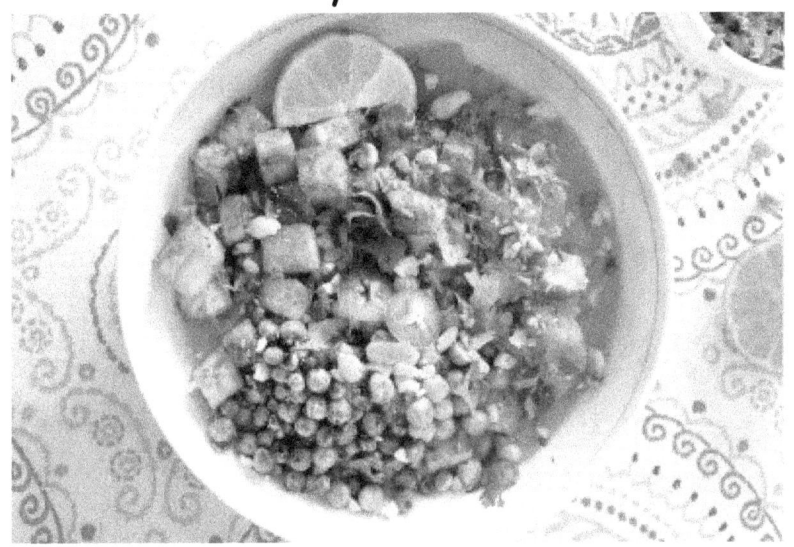

ÖSSZETEVŐK

- 1 csésze barna basmati rizs , főtt
- 1 csomag kemény tofu, préselve
- 1 evőkanál repceolaj
- ½ teáskanál só
- 1 nagy hagyma félbevágva és vékonyra szeletelve
- 1-2 evőkanál vörös curry paszta
- ½ teáskanál curry por
- 4 csésze brokkoli rózsa
- 1 csésze világos kókusztej
- 3/4 csésze csökkentett nátriumtartalmú zöldségleves
- 1 csésze fagyasztott zöldborsó
- 1 nagy paradicsom, 3/4 hüvelykes darabokra vágva
- 2 evőkanál limelé

a) Melegítse fel az olajat egy nagy, tapadásmentes serpenyőben közepesen magas lángon. Adjuk hozzá a tofut, és főzzük egyszer megfordítva 6-8 percig, vagy amíg aranybarna nem lesz. Megszórjuk ¼ teáskanál sóval.

b) Adjuk hozzá a hagymát a serpenyőbe. Keverjünk hozzá 1 evőkanál currypasztát, curryport és a maradék ¼ teáskanál sót. Adjuk hozzá a brokkolit, a kókusztejet, a húslevest és a borsót. Felforral.

c) Keverje hozzá a paradicsomot, a lime levét és a fenntartott tofut. Pároljuk, időnként megkeverve 2-3 percig, vagy amíg a tofu felforrósodik. A rizs fölé tálaljuk. Megszórjuk a makadámdióval.

91. Lencse és karfiol curry

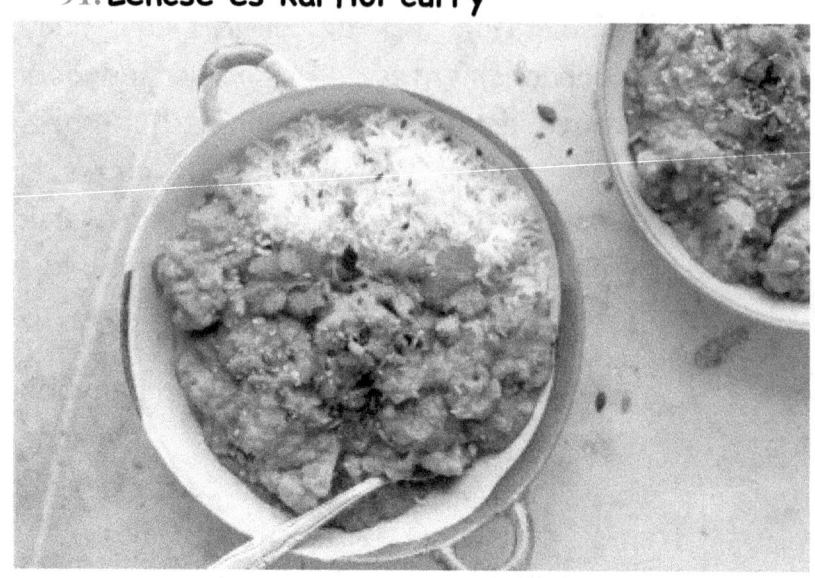

ÖSSZETEVŐK

- 3 teáskanál repceolaj
- 4 csésze karfiol rózsa
- ½ csésze apróra vágott hagyma
- ½ csésze apróra vágott sárgarépa
- 1 csésze szárított barna lencse
- 2 teáskanál darált fokhagyma
- 1 teáskanál curry por
- 1½ csésze csökkentett nátriumtartalmú zöldségleves
- ¼ teáskanál só
- ½ csésze zsírmentes natúr joghurt
- Friss korianderlevél

a) Melegíts fel egy nagy, mély serpenyőt közepesen magas lángon. Adjunk hozzá 2 teáskanál olajat. 1 percig melegítjük. Adjuk hozzá a karfiolt.

b) Tegye vissza a serpenyőt közepes lángra. Adjuk hozzá a maradék 1 teáskanál olajat, valamint a hagymát és a sárgarépát. Kevergetve főzzük 3 percig, vagy amíg a zöldségek el nem kezdenek puhulni. Keverje hozzá a lencsét, a fokhagymát és a curryport. Kevergetve főzzük 3 percig, hogy a lencsét bevonják a fűszerekkel. Adjuk hozzá a húslevest. Majdnem felforraljuk. Részben fedje le a serpenyőt, és csökkentse a hőt. Pároljuk körülbelül 20 percig, vagy amíg a lencse majdnem megpuhul.

c) Adjuk hozzá a karfiolt a serpenyőbe.

92. Vegetáriánus Picadillo kesudióval

ÖSSZETEVŐK

- 1 evőkanál olívaolaj
- 1 nagy hagyma, apróra vágva
- 3 gerezd fokhagyma, felaprítva
- 8 uncia húsmentes burger morzsolódik
- 1½ teáskanál őrölt kömény
- ¼-½ teáskanál pirospaprika pehely
- ½ teáskanál só
- 1½ font szilvaparadicsom
- 3/4 csésze konzerv feketebab
- 2 evőkanál mazsola
- 2 evőkanál apróra vágott fekete olajbogyó

a) Pirítsuk meg a kesudiót egy nagy, mély serpenyőben közepes lángon, gyakran kevergetve körülbelül 3 percig .

b) Melegítsük fel az olajat ugyanabban a serpenyőben közepesen magas lángon. Adjuk hozzá a hagymát és a fokhagymát, és főzzük gyakran kevergetve körülbelül 4 percig, vagy amíg megpuhul. Hozzákeverjük a morzsát, a köményt, a pirospaprika pelyhet és a sót. Főzzük és keverjük 30 másodpercig.

c) Adjuk hozzá a paradicsomot, és jól keverjük össze, kaparjuk ki a serpenyő alját.

d) Csökkentse a hőt alacsonyra. Belekeverjük a babot és a mazsolát. Fedjük le, és főzzük 5 percig, vagy amíg átmelegszik és a paradicsom megpuhul. Adjuk hozzá az olajbogyót és a pirított kesudiót.

93. Soba tészta mogyorószósszal

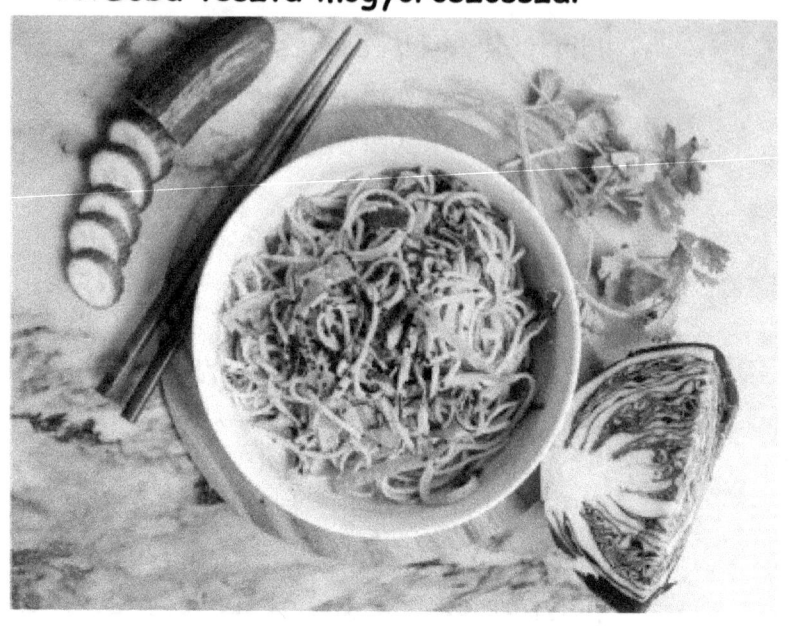

ÖSSZETEVŐK

- ¼ csésze víz
- 1 evőkanál méz
- 3 evőkanál rizsecet
- 2 evőkanál csökkentett nátriumtartalmú szójaszósz
- 1 teáskanál reszelt friss gyömbér
- 1 evőkanál szezámolaj
- 1/8 teáskanál zúzott pirospaprika pehely
- 8 uncia soba vagy teljes kiőrlésű tészta
- 3 sárgarépa kis gyufaszálra vágva
- 2 mogyoróhagyma, apróra vágva

a) Keverje össze a mogyoróvajat, a vizet, a mézet, az ecetet, a szójaszószt, a gyömbért, az olajat és a borspelyhet egy kis serpenyőben, közepesen magas lángon. Forraljuk fel és főzzük állandó keverés mellett 1 percig. Félretesz, mellőz.

b) Forraljunk fel egy fazék vizet. Adjuk hozzá a tésztát, és forraljuk vissza. Főzzük a tésztát 4 percig, majd keverjük hozzá a sárgarépát. Főzzük 2 percig tovább, vagy amíg a sárgarépa ropogós-puha lesz. A tésztát és a sárgarépát lecsepegtetjük, és egy nagy tálba tesszük.

c) Dobd fel a tésztát és a sárgarépát a mogyoróhagymával és a mogyorószósszal. Azonnal tálaljuk.

94. Fusilli gombával és mángollal

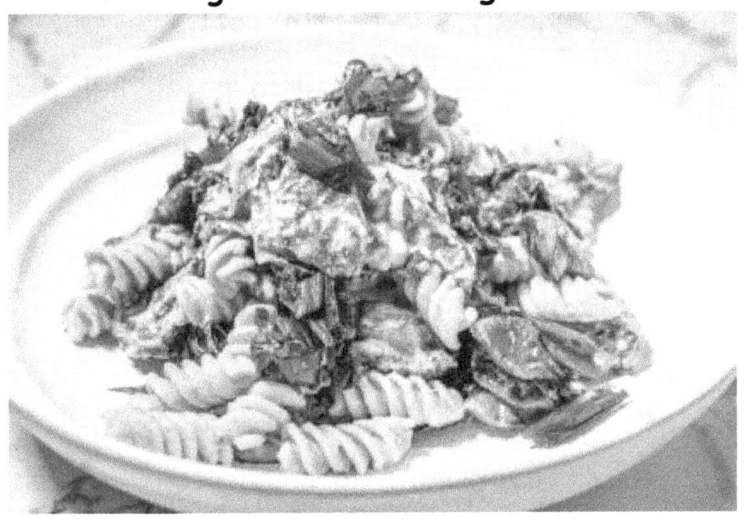

ÖSSZETEVŐK

- 8 uncia fusilli tészta, főtt
- 12 uncia hús nélküli hamburger morzsolódik
- 4 nagy medvehagyma
- 1 nagy csokor zöld mángold, vágva
- 10 uncia shiitake vagy barna gomba
- $\frac{1}{4}$ teáskanál só
- $\frac{1}{4}$ teáskanál őrölt fekete bors
- 2 evőkanál apróra vágott friss petrezselyem
- 1/3 csésze reszelt parmezán sajt

a) Közben egy nagy serpenyőben közepes lángon felforrósítunk 3 evőkanál olajat, és addig főzzük a hamburgert, amíg felolvad és átmelegszik. Tegyük tányérra és tartsuk melegen. Adjuk hozzá a maradék 3 evőkanál olajat a serpenyőbe. Adjuk hozzá a medvehagymát. Hozzáadjuk a mángold szárát. Főzzük körülbelül 4 percig, gyakran kevergetve, amíg megpuhul. Adjuk hozzá a gombát, sózzuk, borsozzuk. 2-3 percig főzzük.

b) Keverjük hozzá a petrezselymet és a mángold leveleket, és főzzük tovább 1 percig.

c) A tésztát lecsepegtetjük, a főzővíz 1/3 csésze tartalékával. Tegye vissza a tésztát és a fenntartott vizet az edénybe. Hozzáadjuk a mángold keveréket, a burgermorzsát és a sajtot. Jól átforgatjuk és azonnal tálaljuk.

95. Mexikói stílusú töltött paprika

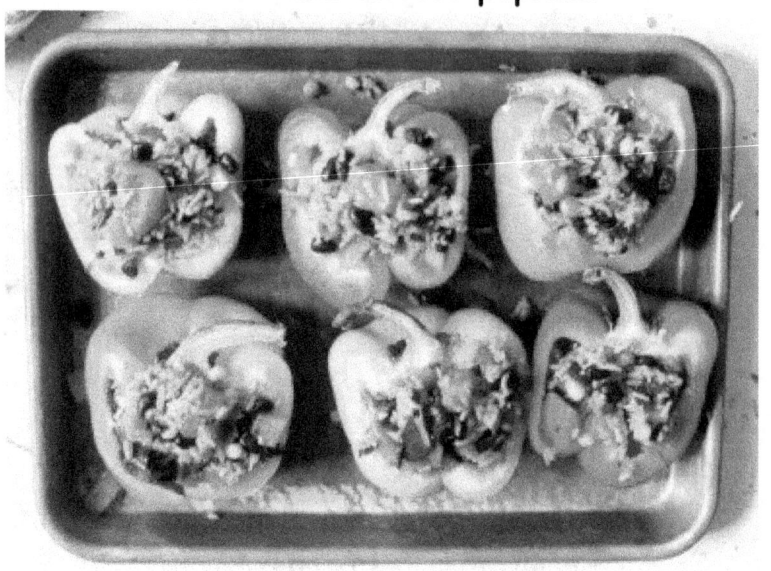

ÖSSZETEVŐK

- 1 jalapeño chili paprika
- 2 nagy gerezd fokhagyma
- 1 doboz párolt paradicsom
- ¼ csésze zöldségleves vagy víz
- 2 evőkanál chili por
- 2 csésze főtt barna rizs
- 3/4 csésze fagyasztott kukoricaszem
- 2 szilvás paradicsom apróra vágva
- ½ hagyma, apróra vágva
- 2 tojásfehérje
- ¼ teáskanál só
- 4 nagy poblano paprika
- 3/4 csésze reszelt Monterey Jack sajt

a) Keverje össze a jalapeño borsot, a fokhagymát, a párolt paradicsomot lével, húslével vagy vízzel, valamint 1 evőkanál plusz 2 teáskanál chili port egy robotgép táljában

b) Keverje össze a rizst, a kukoricát, a szilvás paradicsomot, a hagymát, a tojásfehérjét, a sót, a pirított diót és a maradék 1 teáskanál chiliport egy közepes tálban. A poblano vagy a Cubanelle paprikát hosszában félbevágjuk, a szárát és a magjait eltávolítjuk. Mindegyik paprikába kanalazunk körülbelül ½ csésze tölteléket

c) Fedjük le az edényt alufóliával, és süssük 40-45 percig, vagy amíg a paprika megpuhul.

96. Gnocchi rakott

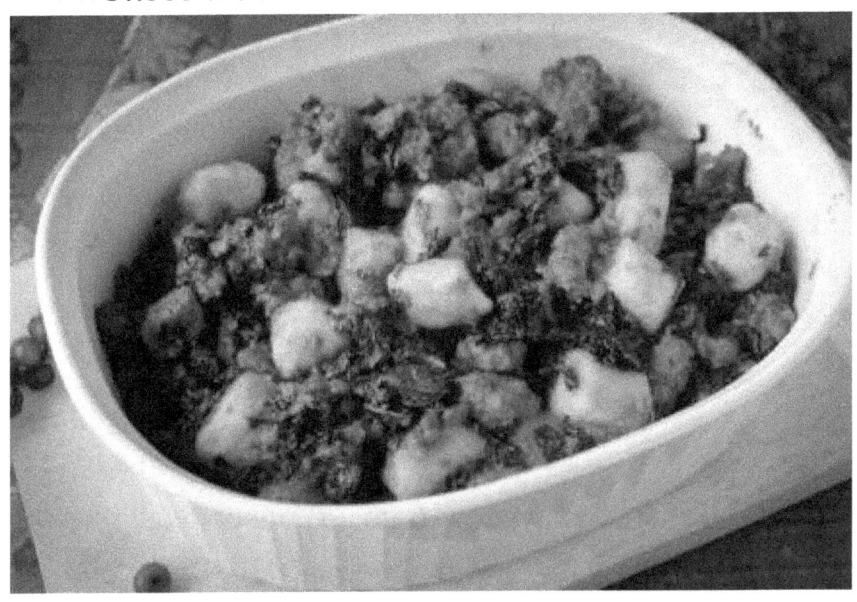

ÖSSZETEVŐK

- 3/4 csésze részben sovány ricotta sajt
- ¼ csésze friss bazsalikom, vékonyra szeletelve
- ½ csésze reszelt csökkentett zsírtartalmú mozzarella
- 2 evőkanál reszelt parmezán sajt
- 1 tojás, enyhén felverve
- 3 csésze elkészített marinara szósz
- 1 csomag (16 uncia) burgonyás gnocchi
- 2 csésze spenótlevél, vékonyra szeletelve

a) Keverje össze a ricottát, a bazsalikomot, a mandulát, a ¼ csésze mozzarellát, a parmezánt és a tojást egy kis tálban. Keverjük, amíg el nem keveredik. Félretesz, mellőz.

b) A sütőedénybe vékonyan elkenjük a marinara szószt. A szósz tetejére rétegezzük a gnocchi és a spenót felét. A ricotta keverék felével kis gombócokat tegyünk a spenót tetejére. Fedjük le egy másik vékony szósszal. Ismételje meg a folyamatot a szósszal befejezve. Szórjuk rá a maradék ¼ csésze mozzarellát.

c) 40 percig sütjük, vagy amíg a teteje meg nem pirul, és a sajt enyhén megpirul. Tálalás előtt 15 percig állni hagyjuk.

ESZIK

97. Mignon filézés mustárral

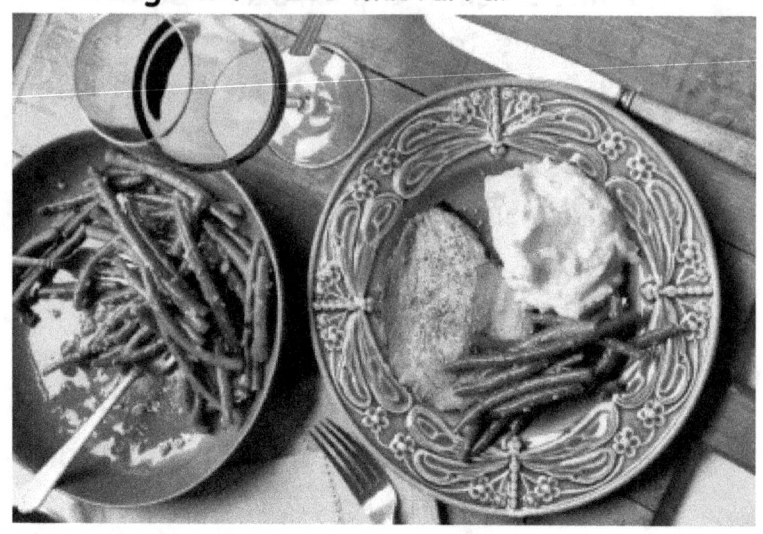

ÖSSZETEVŐK

- 1½ kiló kis piros burgonya, félbevágva
- ½ teáskanál só
- 4 kicsontozott marhabélszín steak
- 3/4 teáskanál őrölt feketebors
- 1 evőkanál + 1 teáskanál szemcsés mustár
- 3 evőkanál csökkentett zsírtartalmú tejföl
- 1 kis szilvaparadicsom, apróra vágva
- 2 evőkanál apróra vágott friss metélőhagyma
- 1 evőkanál elkészített torma
- 1 kis medvehagyma, darálva

a) Helyezzen a burgonyát, az olajat és $\frac{1}{4}$ teáskanál sót egy 9" x 9"-es tepsibe, és dobja be, hogy bevonja. 30 percig sütjük.

b) A steak mindkét oldalát megszórjuk borssal és a maradék $\frac{1}{4}$ teáskanál sóval. Helyezze az előkészített brojler serpenyőre. 2-4 hüvelyk alatt a tűzről 4-5 percig sütjük, amíg meg nem pirul.

c) Megfordítjuk és megkenjük a tetejét 1 evőkanál mustárral. 3-4 percig főzzük.

d) Amíg a steak pihen, készítse el a szószt úgy, hogy a tejfölt, a paradicsomot, a metélőhagymát vagy a medvehagyma zöldjét, a tormát, a medvehagymát és a maradék teáskanál mustárt egy kis tálban jól összekeverjük.

98. Görög padlizsán rakott

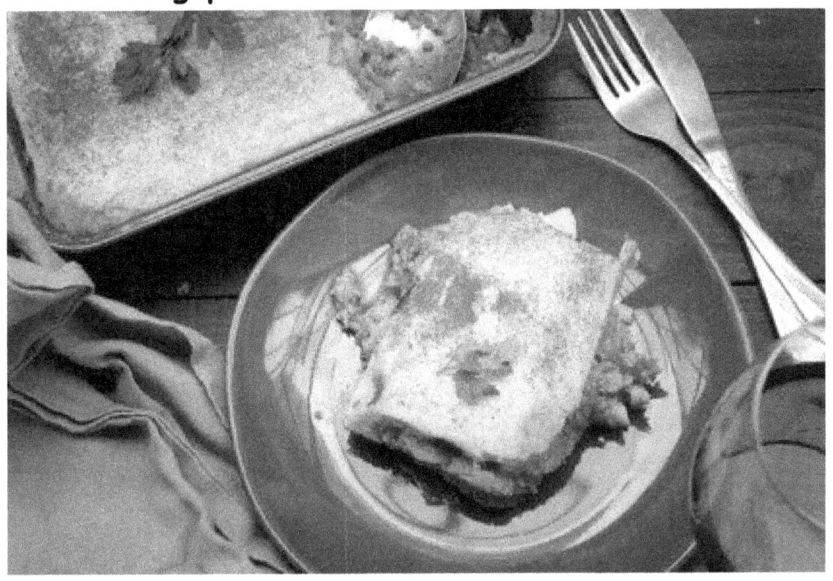

ÖSSZETEVŐK

- 1 hagyma, apróra vágva
- 2 gerezd fokhagyma, felaprítva
- 3/4 font 97%-os sovány darált marhahús
- 1 doboz só nélküli kockára vágott paradicsom
- $\frac{1}{4}$ csésze paradicsompüré
- $\frac{1}{2}$ teáskanál őrölt fahéj
- $\frac{1}{4}$ teáskanál őrölt szegfűbors
- 2 padlizsán, meghámozva és hosszában felvágva
- 2 csésze 1%-os tej
- 3 evőkanál kukoricakeményítő
- $\frac{1}{2}$ csésze reszelt Romano sajt

a) Melegíts fel egy nagy serpenyőt főzőpermettel bevonva közepes-magas lángon. Főzzük a hagymát és a fokhagymát 3 percig, vagy amíg a hagyma el nem kezd puhulni. Adjuk hozzá a marhahúst és főzzük 5-7 percig. Keverje hozzá a paradicsomot, a paradicsompürét, a fahéjat és a szegfűborsot. Felforral.

b) Helyezze a padlizsán felét az előkészített tepsire, és kenje meg 3 evőkanál olajjal. Civakodás

c) A tejet és a kukoricakeményítőt egy kis serpenyőben habosra keverjük. Forraljuk fel, és keverjük hozzá a sajtot.

d) A tepsibe rétegezzük a padlizsán felét, majd a húsmártás felét. Ismétlés. A tetejére kenjük a sajtszószt. 3 percig pirítjuk.

99. Ötfűszeres pekándió sertéshús

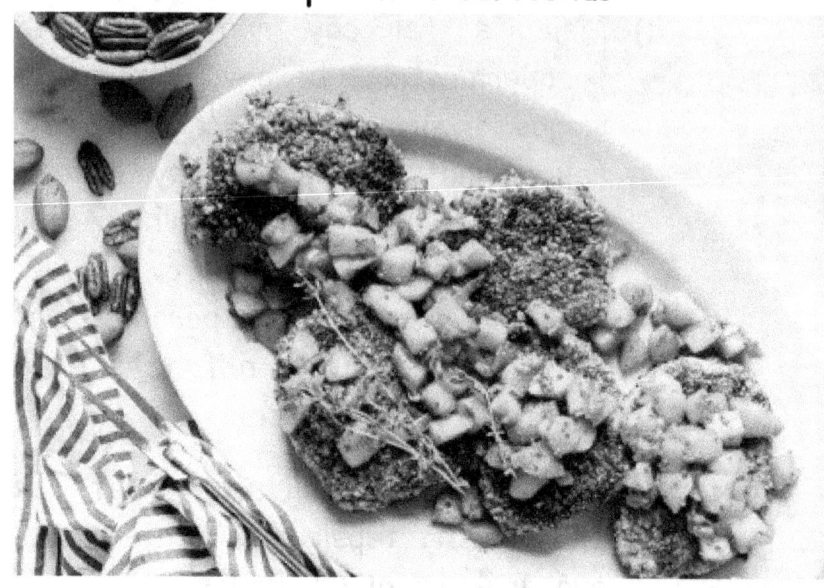

ÖSSZETEVŐK

- 1 kiló sertés szűzpecsenye, kétfelé vágva
- 2 teáskanál ötfűszeres por
- ¼ teáskanál só
- 2 teáskanál transz-mentes margarin
- 3 nagy Granny Smith alma
- ½ csésze szárított áfonya

a) Dörzsölje be a fűszerporral és $\frac{1}{4}$ teáskanál sóval minden egyes bélszíndarabot.

b) Olvassz fel 1 teáskanál margarint egy kis tapadásmentes serpenyőben, közepesen magas lángon. Adjuk hozzá a húst, és süssük, szükség szerint forgatva, körülbelül 4 percig, vagy amíg minden oldala megpirul. Fedjük le és főzzük tovább, időnként megforgatva, körülbelül 12 percig

c) Közben az almát, az áfonyát, a maradék teáskanál margarint, a pekándiót, a vizet és a maradék csipet sót egy erős serpenyőben, közepesen magas lángon keverjük össze.

d) Főzzük, időnként megrázva a serpenyőt, amíg a folyadék majdnem elpárolog, és az alma megpuhul. Sertésmedálokkal tálaljuk.

100. Grillezett sertésszelet naranccsal

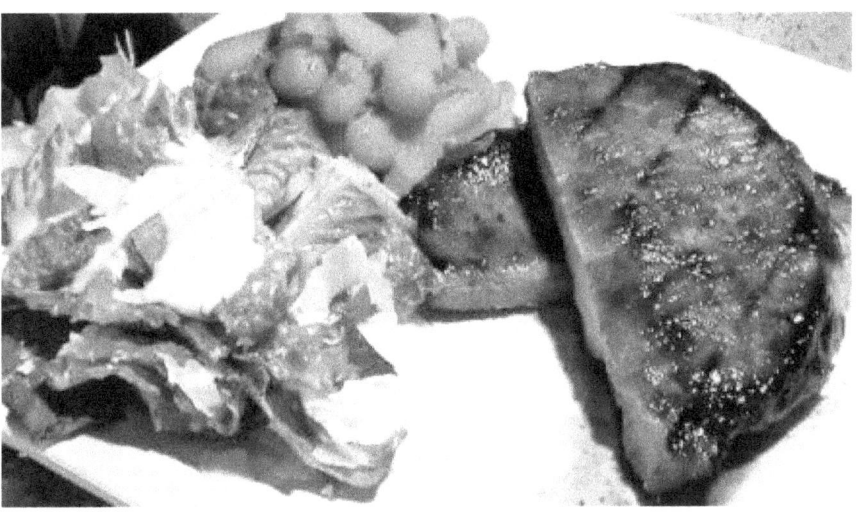

ÖSSZETEVŐK

- 2 narancs
- ½ kis vöröshagyma, vékonyra szeletelve
- ½ teáskanál törött fekete bors
- ½ teáskanál füstölt paprika
- ½ teáskanál só
- 4 csont nélküli sertésszelet

a) Kenje be a grillrácsot vagy egy brojlerserpenyőben lévő rácsot főzőpermettel. Melegítse elő a grillt vagy a brojlert.

b) Vágjuk le a narancs héját és a fehér héját. Tartsa a narancsot egy közepes tál fölé, hogy felfogja a levét, vágja be a membránok közé, hogy kiszabaduljon a szeletek, és hagyja, hogy a tálba essen. Nyomja össze a membránokat, hogy az esetleges lé a tálba engedjen. Adja hozzá az olajbogyót, a hagymát és a borsot a tálba. Dobd össze.

c) Egy kis tálban keverjük össze a paprikát és a sót. Dörzsölje rá a karaj mindkét oldalát. Egyszer megforgatva grillezzen vagy süsse 6-10 percig, vagy amíg a szelet közepébe helyezett hőmérő 155°F-ot nem mutat. A szeleteket a narancsos keverékkel megkenve tálaljuk.

KÖVETKEZTETÉS

A „Egyensúlyi törvény:Fehérjeszegény szakácskönyv" című utazásunk végén reméljük, hogy felfedezte, hogy az alacsony fehérjetartalmú étrend nem jelenti azt, hogy búcsút kell inteni a kulináris élvezetektől. Ehelyett lehetőség nyílik olyan új ízek, összetevők és főzési technikák felfedezésére, amelyek összhangban állnak az Ön étrendi céljaival, miközben kényezteti ízlelőbimbóit.

Az ezeken az oldalakon található receptek inspirálhatnak Önt olyan ételek elkészítésére, amelyek nem csak táplálják, hanem kielégítik is az érzékeit. Fogadd el az egyensúlyt az egészség és a kényeztetés között, és tudd, hogy minden elkészített étel egy lépés az egészségesebb, boldogabb önmagad felé.

Köszönjük, hogy részesei lehetünk kulináris kalandjának. Miközben továbbra is navigál az alacsony fehérjetartalmú főzés világában, minden falatban örömet, elégedettséget és jó közérzetet találjon, és utazása tele legyen a számtalan íz elragadó felfedezésével, amelyet ez a kulináris út kínál.